整形外科医が
今日から始める

がん
ロコモ

がん患者が「動けること」が
いま 求められている

編　集

ロコモ チャレンジ！推進協議会
がんロコモワーキンググループ

総合医学社

◉執筆者一覧（執筆順）

中村耕三	東和病院院長・東京大学名誉教授
松本守雄	慶應義塾大学整形外科
森岡秀夫	国立病院機構東京医療センター整形外科
新井隆太	北海道大学整形外科
岩崎倫政	北海道大学整形外科
緒方直史	帝京大学リハビリテーション科
酒井良忠	神戸大学リハビリテーション科
渡部欣忍	帝京大学整形外科
上井　浩	日本大学整形外科
徳橋泰明	日本大学整形外科
金子和夫	順天堂大学整形外科
髙木辰哉	順天堂大学整形外科・リハビリテーション科・緩和ケアセンター
黒田良祐	神戸大学整形外科
荒木大輔	神戸大学整形外科
角谷賢一朗	神戸大学整形外科
廣瀬　旬	東京大学整形外科
田中　栄	東京大学整形外科
佐藤信吾	東京医科歯科大学整形外科・腫瘍センター
大川　淳	東京医科歯科大学整形外科
高井信朗	日本医科大学整形外科
北川泰之	日本医科大学整形外科
橋本光宏	千葉労災病院整形外科
山縣正庸	千葉労災病院整形外科
岩瀬　哲	埼玉医科大学病院救急科・緩和医療科
山本憲男	金沢大学大学院先進運動器医療創成講座
土屋弘行	金沢大学整形外科
中田英二	岡山大学整形外科

尾﨑敏文　　　岡山大学整形外科

大島和也　　　ベルランド総合病院整形外科

吉川秀樹　　　大阪大学整形外科

小松原　将　　国立がん研究センター中央病院骨軟部腫瘍科

岩田慎太郎　　国立がん研究センター中央病院骨軟部腫瘍科

川井　章　　　国立がん研究センター中央病院骨軟部腫瘍科

なぜ今，がんとロコモティブシンドロームなのか？

国内の新規がん罹患数は年々増加を続け，年間 100 万人を超えて，出生数を上回りました．今や国民の 2 人に 1 人が生涯でがんに罹患するだけでなく，長期間がんと共に生活する担がん患者が激増し，まさに日本は「がん時代」を迎えています．

この状況において，「がん」から距離をおいていた整形外科全体が医療界全体からのニーズに応えて，その姿勢を大きく変え，がん診療に取り組もうとしています．そして，がん患者におけるロコモティブシンドロームに着目したのが平成 30 年度の日本整形外科学会「運動器の 10 年」PR 事業のテーマである「がんとロコモティブシンドローム」です．

整形外科医は，がん患者に対峙すると専門外の領域として関与を避けてしまう傾向があります．その結果，がん患者であるという理由で，運動器疾患の適切な治療を受ける機会を逃していることが少なくありません．今，整形外科医に求められているのは「がんを治す」ことではありません．がん患者が「動ける」状態を維持することです．がん患者が最期まで自立した自分自身の生活を送るためにも，就労を維持するためにも，そしてがん治療を継続するためにも，「動ける」ことがとても重要です．しかし，多くのがん診療医は「動ける」ことの意義に気づいておらず，また「動ける」ようにする手段を持ち合わせていません．

がん診療に取り組む方針を打ち出し，キャンサーボードに整形外科が参加するようになった施設では，これまで対応してこなかったがん診療からの需要を実感しています．そのような施設では，骨軟部腫瘍専門医がいなくても，整形外科の通常の運動器診療を行うだけで，多くのがん患者が自立した生活を取り戻しています．しかし，2018 年 4 月に日本整形外科学会が実施したがん診療実態調査アンケートでは，専門医研修施設の 8 割，がん診療連携拠点病院でさえも 6 割の整形外科が「骨転移を含めてがん診療には関わっていない」，「今後も関わる予定はない」と答えているのが実状です．

がん診療には国民的関心が向けられています．がんとの共存方法を模索するパラダイムシフトが進むがん診療において，がんロコモの概念が普及し，運動器マネジメントががん患者の QOL 向上に大きく貢献できることが示されれば，運動器診療の意義がますます向上し，「整形外科の関与がなければ適切ながん診療は成しえない」と認知されることさえあるのではないかと感じています．

　本書は，がん診療における運動器管理に取り組んでこられた各領域の先駆者から，実症例を交えてがん患者の運動器マネジメントを整形外科医が主体となって行う重要性を伝えていただき，整形外科全体が積極的に取り組む契機となることを目指しています．

　本書を手に取っていただくことが，「がんロコモ」とは何か，がんに罹患することで運動器にどんな障害が生じるのか，どのように対処するべきなのか，がん診療における ADL 維持と QOL 向上に運動器マネジメントが果たす役割，そして整形外科的な介入の意義と有用性などについて考えるきっかけとなり，みなさまに「やってみたい！」，「これならできる！」と感じていただくことができることを願っています．

2019 年 4 月

ロコモ チャレンジ！推進協議会
がんロコモワーキンググループ委員
河野博隆

目　次

がんと
ロコモティブシンドローム

がんロコモとロコモ
―その概念と重要性―

中村耕三

●はじめに

　　多くの人々にとって長寿は夢であった．リンダ・グラットンらの著書『ライフシフト』の中では，「人生 100 年時代」が提唱されている．日本では 2007 年生まれの子供の半数が 107 歳まで生きる可能性があるとも書かれている．この数字にはいろいろ条件はあると思われるが長寿時代が来ていることは間違いがない．

　　長寿は現実となってみると，人々の不安の理由にもなっている．これまでは 90 歳とか 80 歳とかいう人がそれほど身の回りに多いということはなく，自分が高齢になったときの生活の予想には現実味がなかったかもしれない．しかし，現在は，すでに周囲に長寿になっている人々がおり，また核家族化が進んでいる日本で，長寿にどのような生活（の困難さ）が起こりうるのか，身近なこととして不安になっているのが現状である．実際，要介護となる理由として関節障害，骨折・転倒の頻度は高い（図 1）[1]．頸部

　　また，人口の高齢化に伴いがんの罹患者が増加している．がんは死亡原因の第一位でもある（図 2）[2]．実際，友人，知人で「がん」になる人が増えていることを実感するし，有名人の「がん」もしばしば報道され，人々の関心を引き付けないではおかない．誰も「がん」とは無縁ではないのである．

　　「がん」という言葉には，厳然とした「死」という影が離れない．とりわけ「骨転移」と聞くと，もはや抵抗できないもの，痛いもの，という諦観が広がっている．

　　高齢になることについても，がん患者においても共通するのは，

東和病院院長・東京大学名誉教授

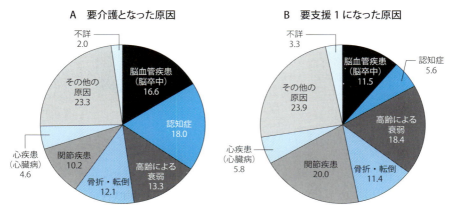

図 1　要介護の理由
（厚生労働省：平成 28 年国民生活基礎調査の概況 2017）

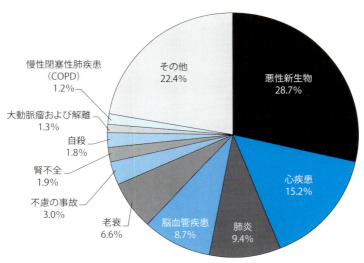

図 2　主な死因別死亡数の割合（2015 年）[2]

移動障害と痛み管理の重要性である．移動障害，運動器の痛みは
ADL 低下に直結し，ADL の低下は主観的 QOL と関連する．
　新しい時代が来ているのである．

●日常生活活動度（activities of daily living：ADL）と移動機能

運動器の障害は移動機能に，そして ADL 低下に直結する．

ADL 尺度とは生活での能力低下を評価する尺度で，リハビリテーションの機能回復やゴールの設定の指標として使用されている．ADL 尺度には基本的（basic）ADL 尺度と手段的 ADL（Instrumental ADL：IADL）尺度がある．

基本的 ADL 尺度は日常生活の基本的動作をみるもので，最も頻用される Barthel Index では，歩行，階段昇降，入浴，食事，車椅子からベッドへの移動（トランスファー），整容，トイレ動作，着替え，排便コントロール，排尿コントロールの 10 項目がある．これらは移動や身辺処理がその内容であることから，仮にそれらが満点であってもかならずしも社会生活での自立活動が可能であるとは限らない．そこで，手段的 ADL 尺度は，バスでの外出，預貯金の出し入れ，食事の用意，日用品の買物など社会的な役割を含んだ項

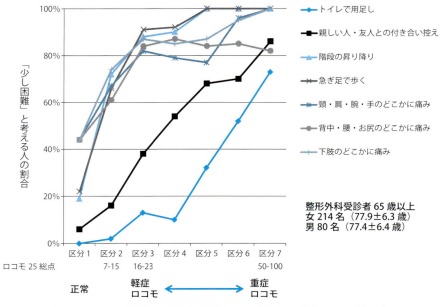

整形外科受診者 65 歳以上
女 214 名（77.9±6.3 歳）
男 80 名（77.4±6.4 歳）

図3　ロコモの重症度と日常生活のでの「少し困難さ」の出現頻度
（飛松好子（文献4）を基に作成）

目での評価法となっている.

　両尺度はその設定の視点が異なっているが，困難度に従って一次元の項目序列性がある[3].　飛松[4]は，困難さはIADL障害がbasic ADLの障害よりもより早期に出現すること，さらに，軽度の困難さは，階段昇降，速い歩行，長距離（2〜3km以上）歩行が，四肢・体幹の痛みの項目とともに，IADL障害よりも早期に出現することを明らかにした（**図3**）.　このことは，移動障害と疼痛項目での軽度障害が運動機能低下の早期発見項目として重要であることを示している.

●運動器の疼痛

　運動の実施を困難とする要素に運動器の疼痛がある.　日常生活では，特に，腰痛と下肢痛が課題である.　実際，国民の有訴者率で腰痛，手足の関節の痛みは，男女とも上位5位以内に入っている（**図4**）[5].　一般住民でのコホート研究でも，膝痛の有病率は32.7%（男性27.9%，女性35.1%），腰痛のそれも37.7%（男性34.2%，女性39.4%）と高い頻度である[6].

　「がん骨転移」の主症状は痛みである.　運動器の臨床で，疼痛は

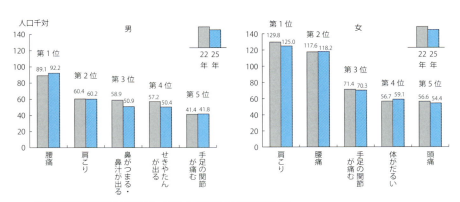

注：有訴者には入院者は含まないが，分母となる世帯人員には入院者を含む.

図4　性別にみた有訴者率の上位5症状（複数回答）

（厚生労働省：平成25年国民生活基礎調査）

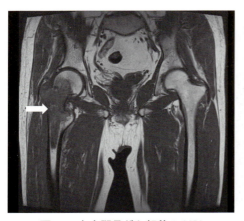

図 5a 右大腿骨がん転移の MRI
右大腿骨骨折が危惧される症例

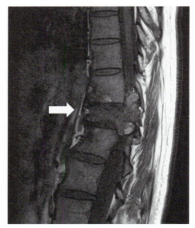

図 5b 脊椎がん転移の MRI
脊椎の骨折と神経麻痺が危惧される症例

　最も多い訴えであるが，原因としての「がん骨転移」は見逃せない重要な項目である（**図 5**）．骨転移がある場合には骨脆弱性による骨折リスクへの対策が大切である．

●人生 100 年時代における運動器管理―ロコモティブシンドローム―

　ロコモは運動器の障害によって「立つ，歩く」という移動機能が低下した状態を言う．進行すると要介護のリスクが高くなる[7]．

　運動器は随意運動を実施する器官の総称で，身体を支える骨や，動く部位である関節（軟骨）や椎間板（髄核），骨格を動かすための筋肉，神経などが含まれる．これらの障害は痛みや関節可動域制限などをきたし，歩行障害につながる（**図 6**）．

　前述のように「立つ，歩く」機能低下は日常生活機能低下の中で早期に出現することに注目し，早期発見と早期介入を目指す概念・対策である．人生 100 年時代を見据える観点から，対象は高齢者だけでなく若年成人を含んでいる．

　対策として，早期発見のため，軽度の困難さが出現する，速い速度での歩行（身体の水平移動），階段昇降（身体の垂直移動）に注

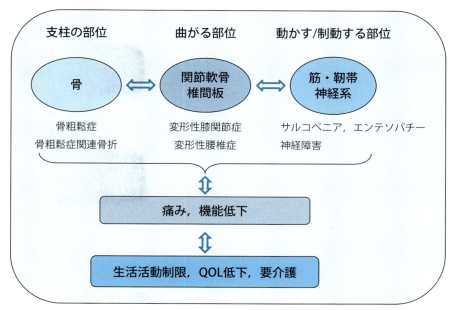

図6　ロコモティブシンドロームの概念

目し，2つのテストも用意されている．1つは「立ち上がりテスト」で，これは自分の身体の垂直方向へ移動する機能を，もう1つの「2ステップテスト」は身体を水平方向に移動する機能の評価である．これらのテストは簡便に実施できること，対処法との関連が明快であること，被験者が結果の意味を直感的に理解できることが配慮されている．理解しやすいことは，自分の意識変革に結びつける可能性があるからである．

●がん患者における運動器管理

　がん罹患者は増加しており，2016年のがん新規罹患者数は99万5,132人で，ほぼ100万人に達しようとしている[8]．罹患リスクは年齢と関係があり，男性は40歳未満の階級では100未満（人口10万対）であるが，60歳以上の階級で1,000を超過する．女性は30歳未満の階級で100未満であるが，65歳以上の階級で1,000を超過する．生涯にがんに罹患する率は男性62％，女性

49％と高く，二人に一人は「がん」に罹患すると推定され[9]，現代は，誰もが「がん」に無関心ではいられない時代なのである．

一方，「がん」は診断法，治療法が進歩しており，2006 〜 2008年にがんと診断された人の5年相対生存率（性別，生まれた年，および年齢の分布を同じくする日本人集団に対する割合）は62.1％（男性 59.1％，女性 66.0％）である[9]．

このため，「がん」はその治療の重要性とともに，並行して「いかに動けるか」，「いかに ADL を維持するか」も大切な課題なのである．

「がんロコモ」は「がん」自体あるいは「がん」の治療によって，骨・関節・筋肉・神経などの運動器の障害が起きて，移動機能が低下した状態を言う．進行すると，日常生活が不自由になり，介護が必要になるリスクが高まる．「がんロコモ」には，①骨転移による痛み，骨折，②がん治療による骨・関節障がい，筋力低下，神経障害，③併存する運動器疾患（変形性膝関節症，骨粗鬆症，腰部脊柱管狭窄症など）の課題がある．今後，社会への広報，そして実態の確認，症例の蓄積，エビデンスの蓄積によって，患者への医療・ケアの向上が求められる．

●おわりに

運動器は身体の器官の中で感覚受容系，神経系とともに運動性器官の中の運動実施系の総称である．動物性器官の能力低下は，植物性器官である血液・循環系，消化・呼吸系らに比べ，必ずしも生命の終わりを意味しないが，移動機能の障害，ADL の低下に直結する．

ヒトを含め動物を特徴づけるものはその移動能力である．多くの動物種にあってヒトは直立二足歩行を基本的移動様式とする特異な存在である．直立二足歩行は，重力を利用した長距離歩行が可能であること，移動手段から自由になった手で食物や道具の運搬が可能になったことがある．一方，四足歩行に比べて重心の位置が高く，支持基底面が小さいことから転倒しやすくなったこと，腰や下肢への負担が増えたことがある．寿命が延び，負担のかかる下肢，腰を長期間にわたり使用することとなり，中高年では移動機能障害や運

動器の痛みが顕在化している.

　人口の高齢化は，また，がんの罹患者数の増加をきたしている．現在は，「がん」に否応なく向き合わざるを得ない時代である．なかでも，「がん骨転移」は移動機能の障害，運動器の痛みに直結する．

　新しい時代が訪れ，運動器の医療・ケアが必須なのである．新しい事態に対応するには新しい概念が必要である．「ロコモ」も「がんロコモ」も，広く社会にその実態を広報し，整形外科医をはじめ，運動器に携わる関係者は「いかに動けるか」「いかに ADL を改善できるか」に寄与する必要がある．

文　献

1）　厚生労働省：平成 28 年国民生活基礎調査の概況．（2019 年 3 月 1 日閲覧）
　　https://www.mhlw.go.jp/toukei/saikin/hw/k-tyosa/k-tyosa16/
2）　厚生労働省：平成 29 年人口動態統計月報年計（概数）の概況．
　　https://goo.gl/qGgexD
3）　細川徹，坪野吉孝，辻一郎，ほか：拡大 ADL 尺度による機能的状態の評価（1）地域高齢者．リハビリテーション医学．31：399-408，1994．
4）　飛松好子：ロコモの臨床像と重症化過程．Bone Joint Nerve. 4：467-472，2014．
5）　厚生労働省：平成 25 年国民生活基礎調査の概況．
　　https://www.mhlw.go.jp/toukei/saikin/hw/k-tyosa/k-tyosa13/dl/16.pdf
6）　Yoshimura N, Akune T, Fujiwara S, et al：Incidence of disability and its associated factors in Japanese men and women：the Longitudinal Cohorts of Motor System Organ（LOCOMO）study. J Bone Miner Metab. 33：186-191，2015．
7）　ロコモチャレンジ！推進協議会：ロコモを知ろう．
　　https://locomo-joa.jp/locomo/
8）　厚生労働省：全国がん罹患数　2016 年速報．
　　https://www.mhlw.go.jp/stf/seisakunitsuite/bunya/kenkou_iryou/kenkou/gan/gan_toroku.html
9）　国立がん研究センター：最新がん統計：国立がん研究センターがん登録・統計．
　　https://ganjoho.jp/reg_stat/statistics/stat/summary.html

がんロコモで変化する整形外科の存在意義
—ロコモティブシンドロームの新たな展開—

松本守雄[1]・森岡秀夫[2]

●整形外科対象疾患の歴史的流れ

わが国に整形外科が誕生したのは，約120年前にさかのぼる．骨・関節，筋肉などの運動器の疾患を中心に扱う外科の一分野として確立され発展を遂げた．社会が都市化し，産業革命が進んだ1900年代初頭は，結核の蔓延とその死亡率上昇が大きな問題になり，整形外科が対象とする患者は，脊椎カリエスなど骨・関節結核に罹患した患者が中心であった．1931年の満州事変から始まった戦争は，1945年に終戦を迎え，結核死亡者数も減少に転じ，1950年にストレプトマイシンの国内生産の開始や1951年の新結核予防法の制定，1960年代に入り三者併用の化学療法導入や，検診による早期発見や予防接種の概念が普及し，結核は鎮静化に向かった．これにより，骨・関節結核を有する患者も減少していった．その後，高度経済成長に伴う労働災害・交通事故の増加により，運動器の外傷が増加し，整形外科が多くの外傷患者を治療する時代が到来した．そして，外傷は現在でも，整形外科疾患の中で重要な部分を占めている．

一方わが国は，他国に類を見ない超高齢社会を近年迎えている．これに対する政策として，2007年から「新健康フロンティア戦略」が開始された．これは，「健康国家への挑戦」と題して，国民の健康寿命（健康に生きられる人生の長さ）を伸ばすことを目標とした政府の10か年戦略である．そして，この中の重点分野に「介護予防対策の一層の推進（介護予防力）」が挙げられた．具体的な項目としては「介護予防に関する国民意識の向上，効果的な介護予防サー

1）慶應義塾大学整形外科
2）国立病院機構東京医療センター整形外科

ビスの提供」と「骨・関節・脊椎の痛みによる身体活動低下，閉じこもりの防止等」がある．要介護の原因の 20％以上が運動器疾患であることから，いずれも運動器疾患と関連した内容になっている．これは，長寿大国日本における健康寿命の推進において，運動器疾患の克服の重要性を意味している．時期を同じくして，日本整形外科学会は，この政策に呼応する形で「運動器の障害のため要介護になる危険度の高い状態」をロコモティブシンドローム（和名：運動器症候群）と命名した．その後，「高齢者のみならずそれ以前の時期から，運動器疾患の予防に関心を持つ」と，その範囲を拡大した．2013 年には，「運動器の障害のため，移動機能の低下をきたした状態で，進行すると介護が必要となるリスクが高まるもの」とロコモティブシンドロームを定義し，これには，運動器を構成する骨，関節軟骨・椎間板，筋肉・神経系に起因する骨粗鬆症・骨粗鬆症関連骨折，変形性膝関節症・変形性脊椎症，神経障害・サルコペニアなどの疾患が含まれる．そして日本整形外科学会は，これらの疾患が連鎖，複合して運動器の痛みや筋力低下，バランス能力低下などの運動機能の低下をきたし，負の連鎖から介護状態に至るという概念を確立し，政策医療において重要な役割を果たし現在に至っている．

●がん診療と整形外科

　がんの医療政策に関しては，死因の第 1 位であるがんへの対策を強化するため 2006 年に「がん対策基本法」が成立した．この法律における 10 年間の全体目標は①75 歳未満のがん死亡率を 20％減らす，②すべてのがん患者とその家族の苦痛の軽減と療養生活の質の維持・向上である．そして，これに基づいて 2007 年に作られたのが，第 1 期がん対策推進基本計画であり，国民の視点に立ち医療や予防，研究といった様々な分野を総合的に実施することを基本とし，重点課題の中に「がんと診断された時からの緩和ケアの推進」が挙げられた．これは奇しくも，日本整形外科学会がロコモティブシンドロームを提唱した時期と一致する．2012 年には第 2 期の基本計画が策定され，「がんになっても安心して暮らせる社会の構

築」が全体目標に加わり，重点課題に「働く世代や小児へのがん対策の充実」が追加された．第1期から第2期にかけてのがん対策推進基本計画で，これまでそれほど優先度が高くなかったがん患者の痛みやがん患者が仕事を続けるにはどうすべきか，ということに目が向けられた意義は大きく，がん患者を支えることの重要性を医療界が強く認識することとなった．

このような流れの中，現在，国民の二人に一人が，その生涯においてがんと診断される時代に入り，整形外科を取り巻く環境も大きく変化している．運動器に発生するがんとして肉腫があるが，これらは希少がんであるため疾患の集約化が進み，一部の腫瘍専門医が治療を行うことで，先進国中トップレベルの治療成績をあげている．一方，骨転移をはじめとするがんに関連する運動器疾患は増加の一途をたどり，その母集団の多さから，整形外科医全体が運動器の専門家としてこれらに対応する必要性が高まっている．

さらに近年のがん治療の進歩は著しく，新規分子標的治療薬の開発や抗 PD-1 抗体をはじめとする免疫治療の進歩，手術手技の低侵襲化やイメージング技術の発達，そして 2019 年 4 月から保険適応となったがんゲノム医療など，医療費の高騰の問題はあるが，がん患者にとって大きな福音が相次いでいる．これによりがん患者の生存率は年々改善し，がんに罹患しながら生活すること，生活するために動けることの重要性が増している．2017 年からの第 3 期がん対策推進基本計画では，全体目標に「がん患者を含めた国民が，がんを知り，がんの克服を目指す」と掲げられ，その柱の中に「患者本位のがん医療の実現」「尊厳を持って安心して暮らせる社会の構築」がある．具体的な施策には，①がんの予防，②がん医療の充実，③がんとの共生があり，これらを強力に推進するとされている．

しかし，がん患者の生存期間の延長は，その間に生じる骨転移，がん治療に伴う末梢神経障害，骨粗鬆症などの様々ながん関連運動器疾患を生じ，これらはがん患者が動けることに対する大きな障壁になる．このように，骨・関節，筋肉，神経などの運動器に多くの影響を及ぼすがんに対して，患者が動けるために，そしてがん患者の生活の質（quality of life：QOL）向上のために，運動器の専門家

である整形外科が貢献する責務は以前にも増して高まっている．この問題を重要と考え，日本整形外科学会は2018年の骨と関節の日PR事業テーマとして「がんとロコモティブシンドローム（通称がんロコモ）」を提唱し，整形外科医がこの問題に積極的に関わっていくことを決めた．今後，がんに関連する運動器の諸問題で苦しむがん患者の社会生活が維持され，QOLを改善すること対して，整形外科が積極的かつ包括的に役割を果たす時代を迎えることになると思われる．

●がんロコモ―ロコモティブシンドロームの新展開―

ロコモティブシンドロームの原因としては，運動器自体の疾患によるものと，加齢に伴って起こる運動機能の低下がある．具体的な運動器疾患として，腰部脊柱管狭窄症，変形性膝関節症，骨粗鬆症などがあり，加齢に伴う運動機能の低下として，筋力や持久力の低下，運動速度の低下など，その要因は多岐にわたる．そして，これらが複合して負の循環を生じ，寝たきりや要介護の原因となる．このロコモティブシンドロームとがんとの関わり，つまりがんロコモという概念は，今までのロコモティブシンドロームにおける新たな展開と言える．がんロコモは，「がん自体あるいはがんの治療によって，骨・関節，筋肉，神経などの運動器の障害が起きて，移動能力が低下した状態」と定義される．そして，通常のロコモティブシンドロームと同様に，進行すると日常生活が不自由になり，介護が必要になるリスクが高まる．がんロコモの原因としては表1のような状態が考えられるが，その中には，がんに隠れた通常のロコモティ

表1　がんロコモの原因

分　類	代表的な運動器疾患
がん自体による運動器の問題	骨転移，肉腫
がんの治療によって起きる運動器の問題	筋力低下，廃用症候群 続発性骨粗鬆症，薬剤性末梢神経障害 手術や放射線治療による骨・軟部組織障害
がんと併存する運動器疾患の進行	変形性膝関節症，腰部脊柱管狭窄症，頸椎症，骨粗鬆症，関節リウマチなど

ブシンドロームも含まれる.

1) がんによる運動器の問題

　骨や筋肉などの運動器を原発として発生するがんとして肉腫があるが，がんによる運動器の問題として最も大きな要素は骨転移であり，すべてのがん腫は進行すると骨転移を伴うことが多い．骨転移は，耐え難い疼痛や病的骨折，脊髄麻痺を生じ，がん患者のQOLを大きく低下させ，社会生活の維持だけではなく，原発巣に対する治療も困難にする．骨転移に関しては，以前から病的骨折や麻痺の治療に整形外科が役割を果たしてきた．近年は，病的骨折や麻痺などの骨関連事象（skeletal related event：SRE）を予防するため，骨転移の早期発見と制御という概念が骨転移診療に導入された．これにより，がん患者のQOLを損なうことなく社会生活を行いながらがん治療を継続し，結果として生命予後の改善も得られることになる．現在では，QOLを損なう可能性が高い切迫骨折や麻痺に対する予防的手術は，積極的緩和治療とも考えられている（**図1，2**）.

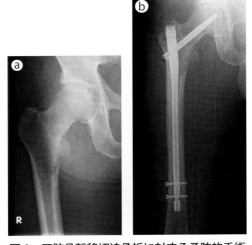

図1　四肢骨転移切迫骨折に対する予防的手術
肺癌骨転移により小転子部の骨皮質が消失し切迫骨折の状態で荷重時痛を訴え歩行困難の状態（a）．骨折予防のため，大腿骨近位に髄内釘を挿入することで，骨の支持力が高まり歩行可能となる（b）．

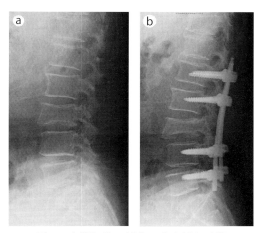

図 2　脊椎転移に対する疼痛緩和手術

肝臓癌第 3 腰椎転移（a）に対して放射線治療を行うも腰痛による体動
困難が持続したため，経皮的に後方固定を追加し（b）疼痛が改善した
ため動くことが可能になった．これにより，腰痛に対して投与していた
オピオイド製剤も減量することができた．

2）がんの治療によって起きる運動器の問題

　がんの治療は，化学療法，手術療法，放射線治療の 3 つに大別
することができる．この中で，最も多くのがん患者に行われている
のが化学療法である．治療が長期化した場合，嘔気や全身倦怠感な
どの副作用により患者の活動度は低下する．また，化学療法中に制
吐剤としてステロイドが使用され，多くの前立腺癌や乳癌に対して
ホルモン療法が行われることにより，がん患者は続発性骨粗鬆症を
発症するリスクが高い．さらに一部の化学療法剤には，神経に作用
して，末梢神経障害を生じるものがあり，重篤な場合は歩行が困難
になる．また，手術療法や放射線治療により，骨や筋肉に障害を生
じることがある．このように多様な問題を，薬物療法や装具療法，
理学療法，リハビリテーションなどにより治療することも，運動器
の専門家としての整形外科医の役割といえる．

3）がんと併存する運動器疾患の進行

　「がん」という診断名は，多くの医療者，患者に先入観と時に諦
めを生じさせてしまう．さらに，多くのがん患者は中高齢者であり，

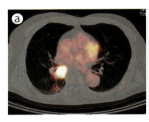
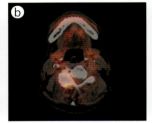
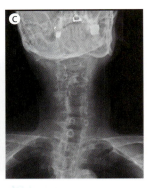

図3　がんとがん以外の痛み

82歳，男性，頸部痛を有する肺癌の患者である．健康診断で，胸部異常陰影を指摘され，PET検査で頸椎転移を伴う肺癌（stage IV）と診断された（a）．気管支鏡による組織診断の結果，分子標的治療薬の標的分子陰性の高齢者進行がんとなり，積極的治療を行わず，症状緩和が治療の選択肢にあがった．その後，頸椎転移の精査・治療目的で，整形外科を受診し，X線検査から，頸椎椎間関節に変形性変化を認め（b），PETの集積がこれと一致し（c），数年前から頸部痛があったことや臨床所見を勘案して，頸椎症の診断となり，治療方針の変更が行われた．

変性疾患を中心とした通常の運動器疾患の好発年齢と近似している．この結果，がんの陰に隠れている運動器疾患の診断・治療に，思わぬ問題を生じさせる．つまり，がんとがん以外の疾患の混乱をきたし，適切な診療への障壁を作ることになる．整形外科としては，がんとがん以外の疾患による症状を見極め，がん患者のがん治療に並行して，がん患者のがん以外の運動器疾患の治療を適切に行い，患者のQOLを損なわないよう細心の注意をはらう必要がある（図3）．

　以上のように，がんロコモは患者本位のがん医療を実現し，自ら動くことで自身の尊厳を守り，がんと共生しながら社会生活や治療を継続していく上で重要な疾患概念である．がんロコモを克服し，わが国のがん診療向上のために，運動器の専門家として整形外科がその存在意義をさらに高めていくことを期待している．

「がん時代」における骨転移診療の あるべき姿

新井隆太 [1]・岩崎倫政 [1]

■大腿骨近位部切迫骨折に対し，髄内釘を用いた予防的骨接合術によって著明な ADL 改善が得られた症例

　35 歳，女性．階段昇降時に左大腿近位外側の荷重時および動作時の疼痛を自覚し，当科を受診した．単純 X 線像および CT 像で左大腿骨近位部に骨溶解像が確認され（**図 1**），転移性骨腫瘍が疑われた．精査の結果，乳癌（T4bN2M1，Stage Ⅳ）および左大腿骨近位部を含む多発性の転移性骨腫瘍の診断であった．乳腺外科でホルモン療法およびランマーク投与

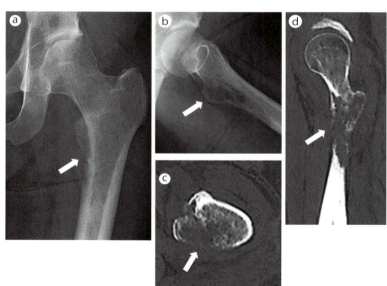

図 1　初診時．a：単純 X 線正面像．b：単純 X 線側面像．c：単純 CT 横断像．
　　　 d：単純 CT 矢状断像．

1）北海道大学整形外科

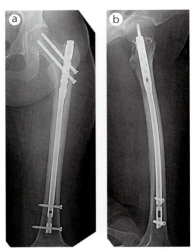

図 2　手術後．a：単純 X 線正面像．b：単純 X 線側面像．

が開始され，疼痛緩和を目的として左大腿骨近位部の骨転移巣に 25Gy/5Fr での放射線照射が行われた．病的骨折が懸念されたため，松葉杖を用いての患肢免荷となった．しかしその後，動作時痛が増強し CT 像で左大腿骨近位部の転移巣の拡大が確認され，切迫骨折の状態であると判断された．新片桐スコアは 4 点（6 か月生存率 74.0％，12 か月生存率 49.3％，24 か月生存率 27.6％），徳橋の長管骨スコアは 4 点，Mirels スコアは 9 点（予防的固定の推奨）であった．病的骨折を予防するために，髄内釘を用いた予防的骨接合術を施行した（**図 2**）．手術翌日より全荷重での歩行を許可した．手術後，左大腿骨近位部の疼痛は徐々に改善し，術後 3 週間でほぼ消失した．手術後 4 年の時点まで歩行や移動に支障はなく経過しており，高い患者満足度を獲得することができた．

■脛骨近位部切迫骨折に対し，プレート固定を用いて ADL 低下を回避することができた症例

　71 歳，男性．既往に左腎癌があり，43 歳時に左腎を摘出されていた．特に誘引なく左膝関節近傍の疼痛が出現し，近医で撮影された単純 X 線像で左脛骨近位外側部に骨溶解像が確認され（**図 3**），骨腫瘍が疑われたため当科に紹介された．針生検を施行し，腎癌の晩期再発・骨転移の診断

となった．松葉杖や車椅子を用いての患肢免荷とした．しかし元来，杖を用いずに1日5km程度の歩行をしており，本人および家族が歩行を強く希望した．また，泌尿器科で予定された分子標的治療薬による治療のために，歩行での通院が必要であった．これらの理由から，左脛骨の転移性骨腫瘍に対して手術加療を行う方針とした．新片桐スコアは7点（6か月生存率26.9％，12か月生存率6.0％，24か月生存率2.1％），徳橋の長管骨スコアは2点，Mirelsスコアは9点であった．長期予後が見込めないことから姑息的治療の方針となり，腫瘍掻爬術＋セメント充填＋内固定（プレート固定）を施行した（**図4**）．手術後2週より全荷重を許可した．手術後2か月で独歩での歩行が可能となり，高い患者満足度を得ることができた．

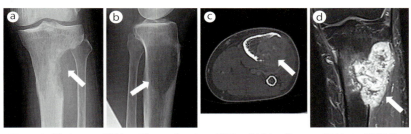

図3　初診時．a：単純X線正面像．b：単純X線側面像．c：単純CT横断像．
　　　d：MRI脂肪抑制Gd造影T1強調冠状断像．

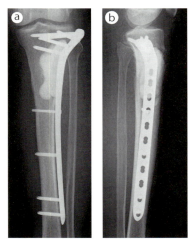

図4　手術後．a：単純X線正面像．b：単純X線側面像．

●「がん時代」と骨転移─骨関連事象（SRE）の予防や治療に対する意識を大きく変える時代！─

　がんは 1981 年以来，本邦における死因の 1 位を占め現在に至っている．がんの罹患者数は右肩上がりで推移し，2016 年に新たにがんと診断されたのは約 100 万例，2017 年にがんで死亡した人は約 37 万人であった．国立がん研究センターの 2014 年データでは，生涯でがんに罹患する確率は男性で 62％，女性で 47％であった．現代は，日本人の 2 人に 1 人ががんになるという，いわゆる「がん時代」と言っても過言ではない．その一方，がん治療を取り巻く状況は大きく変化している．がん検診受診率の向上による早期発見，次々に開発され高い治療効果を示す分子標的治療薬，がん免疫療法の開発と臨床応用，粒子線治療の適応拡大などにより，治療の選択肢が広がるとともにがん患者の生命予後の飛躍的な改善が見込まれる．このような状況に伴って，従前は疎かになりやすかったがん患者の日常生活，すなわち就労の継続やより高い生活の質（QOL）の追求といった点にも目を向けていかねばならなくなった．

　骨は，肺に次いでがんの転移が多い臓器である．剖検例の報告では，乳癌や前立腺癌で 75％，肺癌や甲状腺癌で 50％の頻度で骨転移が見られるとされており，20％前後と比較的少ない頻度とされる消化器癌においても，その極めて多い罹患数のために骨転移患者数はかなりの数になると考えられる．骨転移では，病的骨折や脊髄圧迫といった骨関連事象（skeletal related events：SRE）が日常生活動作（ADL）や QOL の低下に大きく影響する．また，肺癌や乳癌など様々ながんにおいて，骨転移や SRE の発生が生命予後の不良因子であったことが報告されている．骨転移や SRE が予後不良因子になる一因として，骨転移患者に対して安静臥床や ADL 制限が行われる傾向がこれまで高かったこと挙げられる．安静臥床では廃用症候群の発生が不可避であり，褥瘡，深部静脈血栓症，尿路結石，腸閉塞，沈下性肺炎，敗血症などによって死亡リスクが高まることがわかっている．また，ADL 制限は活動性の低下や社会参加の機会の減少，ひいては心身機能の低下を招き，結果として生命予後の不良因子となることが推定されている．

これまでは，がん患者に対して原発部位の担当医師の判断で安静臥床や ADL 制限が指示されていたことがしばしばあったことは否めない．また，SRE の発生予防や治療，リハビリテーションに関して，運動器疾患の専門医である整形外科医が積極的に参加してこなかった場面が少なからずあったことも事実である．しかし，今後がん患者の飛躍的な増加が見込まれること，生命予後の改善に伴って骨転移や SRE の発生数が著しく高まることが予想されること，がん患者の日常生活継続の必要性が今後さらに高まってくることを考慮すると，骨転移および SRE の発生予防や治療に対する医療従事者の意識を大きく変えていかねばならない．

●がんロコモとは？

　ロコモティブシンドローム（以下「ロコモ」）は，公益社団法人日本整形外科学会が 2007 年に提唱した，運動器の障害によって移動機能が低下した状態を表す言葉である．その後，がん患者でも運動機能障害に対する対策を講じ移動機能を維持することが「がん時代」においても重要であると考えた日本整形外科学会が，がん患者におけるロコモとして提唱したのが「がんロコモ」である．がんロコモは SRE にとどまらず，変形性関節症などすべての運動器障害を包括した概念である．がんロコモへの対策を講じ移動機能を維持することによって先述の廃用症候群の予防が期待されると同時に，外来での化学療法などの治療を続けられるというメリットがある．すなわち，がんロコモを克服することによって治療の幅が広がり，生命予後の改善のみならず ADL および QOL の著しい向上につながることが期待される．

●骨転移やがんロコモに対して整形外科医が治療に参加するべき理由

　「がん時代」の到来によって，がんロコモや SRE に対する医療従事者の意識変革が迫られている．「がん時代」においては，がん患者は近しい死をただベッドの上で待っている存在ではない．家庭や職場といった日常生活の継続はもちろんのこと，充実した余暇やレ

クリエーション活動にも積極的に取り組むなど高い QOL を求めて
いくべきであり，医療従事者はその一助を担っていかなければなら
ない．

　整形外科医は運動器疾患の専門医である．運動器障害の予防や治
療に関して豊富な知識や見解を有しており，「がん時代」ではがん
ロコモに対してより積極的に関わっていくことが望まれていること
は論を待たない．がん患者は高齢者が多く，変形性関節症などの慢
性疾患も治療対象となりうるものの，がんロコモで最も問題となる
のは SRE の発生予防や治療である．一部のがんの骨転移においては，
抗がん剤やデノスマブなどの骨修飾薬（BMA）が SRE の発生率を
抑制し，SRE が発生するまでの期間を延長することが報告されてい
るものの，いったん生じた SRE に対してこれらが有効な治療方法
となるエビデンスは示されていない．また，放射線治療についても
骨転移の痛みの緩和や消失は期待できるものの，SRE の発生予防や
治療に対する有効な手段としては確立されていない．一方，整形外
科医が行う外科的治療は，病的骨折や脊髄圧迫を克服する手段であ
るのみならず，病的骨折をきたす恐れのある切迫骨折や脊髄圧迫の
発生が予想される症例に対してもその発生を予防する手段として有
効である．またリハビリテーションや装具療法も，骨転移および
SRE に対して有効であることから，これらに精通している整形外科
医の果たす役割は今後ますます大きくなることが予想される．

●症例について─積極的な予防的治療で ADL・QOL の改善を目指そう！─

　本稿では，下肢骨の骨転移症例について，病的骨折の予防を目的
として施行された姑息的手術の 2 例を提示した．いずれの症例も，
手術前には荷重および歩行によって病的骨折の発生が懸念されたた
め ADL が制限され，特に歩行による移動能力が奪われる形となっ
ていた．しかし，病的骨折の発生を予防する目的で行った手術によっ
て疼痛の改善および歩行能力の回復が得られ，ADL および QOL は
著しく改善した．

　症例 1 は，左大腿近位部の疼痛をきっかけとして発見された骨

病巣を契機として，乳癌と診断された一例である．初診時の CT 像において大腿骨小転子部で皮質骨の 40％程度の骨溶解が確認されていた．原発巣である乳癌の治療が乳腺外科で進められていくと同時に，整形外科で多発骨転移の経過が観察されていた．しかし，2 か月後に撮影した CT 像で転移巣および骨溶解像の拡大が確認され，左大腿骨近位部痛の増悪と ADL 制限の拡大が生じていた．具体的には，performance status（PS）が 3 となり，活動レベルは車椅子移動となっていた．通院でのホルモン療法の継続，および日常生活での歩行の希望があったことから，手術加療の方針とした．新片桐スコアの生存率および徳橋スコアを考慮し，髄内釘を用いた予防的骨接合術を施行した．手術後は，荷重制限なく歩行を許可した．リハビリテーションでも平行棒内歩行，歩行器歩行，杖歩行を順調に進め，手術後 3 週で杖のない歩行を開始した．乳腺外科でのホルモン療法の治療効果もあり，手術後 4 年の経過で特に異常はない．

　症例 2 は左膝関節近傍の疼痛をきっかけとして発見された骨病巣を契機とし，腎癌の晩期再発および骨転移と診断された一例である．初診時の CT 像において，脛骨近位部で 60％程度の皮質骨の骨溶解が確認され，病的骨折のリスクを考慮して患肢免荷とした．新片桐スコアは 7 点であり，低い生存率が予想された．しかし，元来 ADL が高く 1 日 5 km 程度歩行していたこと，泌尿器科で施行される分子標的治療薬投与にあたって歩行での外来通院が必要であることから，本人および家族が手術加療による歩行回復を希望した．広範切除での腫瘍切除＋腫瘍用人工関節置換術を用いた根治手術も検討されたものの，長期予後が見込めないことから姑息的治療の方針となった．手術前の PS は 3 であったが，手術後は 0 へと回復し，骨転移発生前の ADL には及ばないものの日常生活には支障のない歩行の回復が得られ，患者満足度の高い結果となった．

　下肢骨の転移性骨腫瘍においては，常に荷重による病的骨折が懸念される問題がある．そのため，全身状態が手術に耐えられる状態であれば，病的骨折が生じる前に予防的治療を行うことが推奨される．術式としては，通常の骨折で用いられる髄内釘やプレートなどの骨接合材料を用いた整復固定術か，腫瘍用人工骨頭や人工骨幹な

どのプロステーシスを用いた腫瘍切除＋人工関節置換術に大別される．広範切除による腫瘍切除＋腫瘍用人工関節置換術を用いた根治的治療は理想的な治療ではあるが，単発転移であること，長期の予後が予想されること，高侵襲の手術に耐えうる全身状態であることなど，その適応は限られることが少なくない．一方，髄内釘やプレート固定などの姑息的治療は根治的な治療効果は期待できないものの，荷重や歩行といった患者のADLを高める効果においては根治的治療と遜色ない結果が得られる．さらに，髄内釘やプレート固定といった手術手技は，骨折の観血的治療に成熟している整形外科医にとって技術的なハードルは高いものではない．骨折前の切迫骨折の状態であれば，出血量の軽減や手術時間および入院期間の短縮などが期待でき，有効な治療効果が得られると考えられる．

　骨転移巣に対する手術では，大量の出血が予想されることが多い．症例1ではリーミングの後にできるだけ短時間で髄内釘を挿入して出血量を抑制するように努めた．症例2では腫瘍掻爬に伴う大量出血が予想されたため，手術前に栄養血管を塞栓する目的で動脈塞栓術を施行した．症例1は術中の総出血量が20 mL，症例2は30 mLで，いずれの症例も輸血を必要としなかった．

●おわりに

　今日の「がん時代」における骨転移診療のあるべき姿について，下肢骨の転移性骨腫瘍症例を中心に概説した．がん患者の増加および生命予後の改善に伴ってSREの発生数が著しく高まることが予想されること，またがん患者の日常生活を継続することが今後ますます重要となってくることを考慮すると，医師をはじめとした医療従事者のSREの予防・治療に対する意識は大いに変えなければならない時代に突入した．「がんロコモ」は通常のロコモに加えて，SREの発生予防や治療といった独自の観点を必要とし，整形外科医が果たすべき役割は今後ますます増大する一方である．下肢骨の転移性骨腫瘍に対しては，姑息的治療である髄内釘やプレート固定といった一般の整形外科医が習熟した手術手技を用いることによっても，高いADLの回復を期待することができる．「がん時代」におい

て今後ますます増加することが予想されるがんロコモおよびSRE
に対しては，一般整形外科医がより積極的に診療に関わっていくこ
とが重要であると考える．

　〔なお，本稿で用いた新片桐スコア，徳橋スコア，Mirels スコア
については骨転移診療ガイドライン（日本臨床腫瘍学会，2015 年
3 月 30 日発行）を参照されたい．〕

がんリハビリテーションとの協調

がんロコモに期待すること
―がんリハビリテーションにおける運動器管理―

緒方直史

■担がん患者の主な痛みの原因が，運動器疾患によることの典型例

　68歳，男性．2年前より腰痛を自覚するようになり，近くの整形外科を受診したところX線検査で変形性腰椎症を指摘され，コルセットと鎮痛薬，湿布を処方された．腰痛は改善したが，その後もときどき腰痛は出現したが，数日で良くなっていた．半年前より右臀部痛と右下肢のしびれを自覚するようになったものの，症状は軽かったのでそのままにしていたが，次第に15分ほど歩くと右下肢痛が強くなることに気づいていた．3か月前に定年後全く受けていなかった健康診断を受け，その際PSAの急上昇を指摘され，泌尿器科で前立腺癌と診断された．前立腺の被膜を越えて広がったがんであり，早急に入院となり，前立腺摘除術とリンパ節郭清術を受けた．

　術後の経過は順調で，画像検査などで異常を指摘されなかったことから自宅退院となった．入院中から右臀部の痛みは続いており，15分歩くのも困難だったが，泌尿器科の医師は術後の一時的な疼痛と判断し，非オピオイド鎮痛薬が処方された．鎮痛薬を服用すると痛みはある程度軽減したが，退院後も右臀部痛と右下肢痛は続いており，次第に歩行距離も短くなっていた．ただ腰痛はほとんどなく，本人も痛みは手術のせいだろうと思い込み，漠然と泌尿器科医が処方していた鎮痛薬を服用していた．

　手術3か月後，臀部痛が強くなり腰痛も自覚するようになったことから，泌尿器科医の指示のもと脊椎転移が疑われ骨シンチなどの精査が行われたが，特に異常はみられなかった．腰痛が次第に強くなり，歩行距離も5分程度で右下肢痛が強くなることから，ようやく以前かかっていた整形外科を受診．MRIなどから腰部脊柱管狭窄症による右坐骨神経と腰痛と診

帝京大学リハビリテーション科

断され，仙骨硬膜外ブロックやプレガバリンなどの適切な薬剤により症状
は軽快し，歩行距離も以前より伸びて 30 分以上歩行可能となった.

●その痛み，本当に「がん」の痛み？

　さて，整形外科の医師ならこのような症例を見て，普通の腰部脊柱管狭窄症にかかっているだけではないか，整形外科医にかかってさえいれば骨転移など疑われずに余計な検査もせずに済んだのに，と思われたであろう．しかし，このように本来は腰部脊柱管狭窄症による症状が主たるものなのに，「がん」と診断され治療を受けると，運動器による痛みというものは患者のみでなく腫瘍を診療する主治医側も思いもつかないことが意外と多いものである．この症例でも，間欠性跛行と坐骨神経痛に腰痛があった場合でも，腰部脊柱管狭窄症が頭に浮かぶ泌尿器科医はそれほど多くはないと言っても過言ではない．腰痛を訴えれば，腰椎への骨転移を疑い骨転移の精査を行うことはあっても，その痛みが運動器疾患として一連のものであることにはなかなか気づいてくれない．患者も，「がん」という言葉で大きな先入観が生まれ，痛みを含め自分のすべての症状を「がん」のせいにしてしまうことも多いのである．

　がんロコモは，骨転移に対して整形外科医が積極的に関わるだけではなく，がん患者のがん以外の運動器由来の痛みを整形外科医がしっかり診断し治療することで，運動器疾患の適切な治療を受ける機会を逃さないようにすることも意味している．その結果，がん患者の ADL さらには QOL の改善につながり，また行わなくてもいい検査を減らすことになる．肩関節周囲炎による肩痛をがん診療医に訴えたところ，骨転移を疑われ骨シンチをしたら取り込みがあったため，そのまま疼痛部の肩に放射線照射を受けた，などというあってはならないことも起きているのが実状である．多くのがん診療医は運動器については知識も少なく無関心であることが多いが，一方でがん患者は年齢的にも運動器疾患を合併していることも多く，運動器に精通している整形外科医あるいはリハビリテーション医が運動器管理をしっかりすることの需要性を改めて認識してもらうべき

と考える．がん患者の痛みを，運動器疾患を軸に見極め，適切な治療が行えるのは運動器を専門にする医師であり，がん診療医ではない．運動器の痛みなどで日常生活が制限され移動能や活動性の低下をきたした結果，がん治療の方針が変わってしまった，すなわちperformance status（PS）の低下により治療の継続ができなくなってしまうのは，運動器専門家として何としても防ぎたいものである．

●がんリハビリテーションにおける運動器管理

　　がんの生存率はいずれのがん種においても上昇傾向にあり，人口の高齢化とともにがん患者数は増加の一途を辿っている．さらにがん患者の生命予後の向上に伴い，そのQOLをいかに維持・向上させていくかが新たな課題となってきている．がん治療において生じてしまう様々な機能障害に対して，その予防や軽減が必要となり，機能障害の多くの原因となる運動器の障害，すなわち筋力低下や歩行能・移動能の低下などの対策として，運動器の能力の維持や改善が必要となってくる．がん患者がその治療を受けている間に，体力や筋力など運動器の衰えにより機能障害を生じる可能性が高いことから，がん患者に対しての機能障害予防・機能改善を目的としてがんリハビリテーションが導入されるようになった．

　　がんリハビリテーションの対象者は，基本的にはがん患者すべてとなるが，がんの治療によって生じうる障害を有する患者，もしくは有する可能性のある患者であり，がんの原発巣では制限されない．狭義のがんリハビリテーションは，保険適応となったがんリハビリテーション料を算定し，がん患者に対して個別にリハビリテーションを行うことを指すが，施設基準や研修を受けなくては行えないなど制限もある．しかし，これはがんリハビリテーション料を算定できないというだけで，運動器の機能低下を対象とすることでリハビリテーションを行うことは可能である．これまでリハビリテーションが必要だとは思われなかったような化学療法や造血幹細胞移植などを行っている患者に対しても，リハビリテーションが必要であるという意識を医療者がもつことができるようになったことは大きな

進歩である．

　がんリハビリテーションは，がん患者が手術，放射線治療，化学療法などの治療を受ける際，これらの治療によって合併症や機能障害を生じることが予想されるため，治療前あるいは治療後早期からリハビリテーションを行うことで機能低下を最小限に抑え，早期回復を図る取り組みを評価するという主旨に基づいている．予防的リハビリテーションとして，がんと診断された後早期にリハビリテーションを開始し，手術，放射線・化学療法による機能障害の発生の予防を図る．回復的リハビリテーションでは，治療を受けたが機能障害が残存する患者に対して，最大限の機能回復を目指した包括的訓練を行う．維持的リハビリテーションではがんが増悪しつつあり，機能障害，能力低下が進行している患者に対して，セルフケア能力や移動能力を増加させ，拘縮，筋萎縮，筋力低下，褥瘡のような廃用を予防していく．緩和的リハビリテーションというのもあり，末期がん患者に対し，その要望を尊重しながら身体的，精神的，社会的に QOL の高い生活が送れるようにし，物理療法やポジショニング，呼吸介助，リラクセーション，補装具の使用などにより，疼痛，呼吸困難，浮腫などの症状緩和や拘縮・褥瘡の予防などを目指していく．

　がん治療中のどの時期においても，がん患者は運動器の機能障害を伴うことが起こりやすく，また患者の状態が刻々と変化していることから，予防的リハビリテーションから緩和的リハビリテーションに至るまで，運動器の機能障害を予防・改善していくために患者の状況に応じて臨機応変に対応していくことが求められる．このように，がん患者においても運動器の機能維持は非常に重要で，特にがんリハビリテーションにおいても運動器に対するリハビリテーションの比率は非常に高くなる．多くのがん患者では化学療法や放射線療法を受けており，治療に伴い生じる運動機能障害や廃用障害をいかに防いでいくか，患者の状態に合わせて運動療法を進めていかなくてはならない．もちろん，呼吸器合併症予防に呼吸器リハビリテーションを開始することや脳腫瘍などで高次脳機能障害が出現し，高次脳リハビリテーションなどが行われることもあるが，早期

離床を図り，歩行訓練とADLの拡大を図り，持久力と体力の改善を目指していくためには運動器のマネジメントが重要となる．床上でできる等尺性運動などの筋力トレーニングからエルゴメーターを用いた訓練までその手法は幅広く，がん患者の状態に合わせて行っていくことになる．また，がん患者では栄養状態の低下があり，さらにはサルコペニアが起きていることも多く，サルコペニアを改善するために集約的な運動療法を行うことが望ましいといえる．またがん患者の中には，点滴や各種ドレーン，モニターコードなどが多数装着されていることが多く，動作に伴いこれらが抜去される恐れがないように，挿入部位や固定がしっかりされているかを確認しながら行うようにすることも必要となる．

がん患者では腎機能障害，心機能障害，間質性肺炎などの合併や嘔気・嘔吐，骨髄抑制，末梢神経障害，筋肉痛，関節痛など多岐にわたる副作用が起きることで体力低下が著しくなり，またその副作用によって身体活動に制限が生じやすくなることから，運動器管理は重要となり，体力低下や筋力低下による運動器障害の予防・改善が必要となる．治療による副作用，患部の疼痛，睡眠障害，精神的要因も重なり全身倦怠感や体力低下をきたし，その結果PSが低下し，治療を途中で中止しなければならなくなることもあるため，リハビリテーションを行うことで筋力低下などの運動器障害を予防してPSを維持していくことが重要となる．がん患者に対する運動療法として，エルゴメーターやトレッドミルを用いた有酸素運動，ストレッチや柔軟運動，筋力トレーニング，またそれらを組み合わせた運動療法を実施し，ストレッチや筋力トレーニングと有酸素運動をうまく組み合わせ，無理のない範囲での低〜中強度の運動強度で行っている．

一方で，末期がん状態においては，疼痛，倦怠感，体重減少，食思不振，嘔気，呼吸困難，不眠などが多く現れることで，これらすべてが運動器の機能低下につながり，その結果として活動性が著しく低下し，患者のQOLも低下してしまうことから，リハビリテーションによる運動機能低下の予防，運動機能維持・改善を目指す．患者の機能障害を可能な限り改善し，生活機能をできるだけ高く維

持し社会参加を保つことが可能となることが期待され，末期がん患者の QOL の維持にも適宜な運動療法を行うことが非常に役立つと考えられている．

このように，がんの患者においても常に運動器の機能，特に移動能の維持を目指した運動器管理が重要であり，それにはどうしても運動器のマネジメントができる整形外科やリハビリテーション医の積極的な関わりがより重要となる時代がやってきている．

●運動器からの病態だからこそ，運動器疾患を扱う医師が思いつけること

がんの患者での運動器管理がいかに重要かは，ある程度は理解されていると思われる．ただ，なかなか積極的に関わりたくない，できれば腫瘍専門医に任せておきたいと思うこともあるかとは思われる．ただ，がん患者に対して多職種でのチーム医療で臨む時代，整形外科医やリハビリテーション医も運動器を扱う専門家として，運動器の専門家だからこそ関われることも多いことを知っておいてほしい．それに関して一つ興味深い症例を紹介しよう．

■運動器専門医の工夫により，ADL が格段に改善した症例

47 歳，男性が両手の疼痛，しびれを自覚し，徐々に右手の筋力低下も出現．近医整形外科を受診し，頸部 MRI・CT にて C4-7 に浸潤する腫瘤，甲状腺左葉の腫瘤を指摘される（**図1**）．耳鼻科での精査で甲状腺乳頭癌の診断．頸椎フィラデルフィアカラー装着となり，甲状腺全摘出術と放射線緊急照射が行われた．耳鼻科入院中の患者の主訴は，右手のしびれ・疼痛，項部痛であり，特に項部痛は，起床時に頸椎に頭部の重みがかかると増強し，5 分以上頸部に荷重がかかると左前腕〜手指のしびれ・疼痛が増強したが，臥床時は疼痛などの症状が出現しなかった．下肢の筋力低下はなくトイレ歩行も安定している状態であったが，5 分以上立位や歩行をすると右上肢のしびれと疼痛が強くなり，結果臥床がちとなってしまった．

この患者の甲状腺への手術や放射線によるコントロールは比較的良く，予後も数か月以上は見込まれていたが，右上肢の疼痛が強いことから耳鼻科よりオピオイドなど強力な疼痛コントロールが行われ，それによりいっ

そう活動性が落ちてしまい廃用が進行しPSも落ちてしまった．このとき，相談をたまたま受けた整形外科医とリハビリテーション医は，手を下げることで上肢の荷重位により神経根が刺激を受け疼痛が増悪するのは，腕神経叢での浸潤を見れば明らかなことで，神経根を刺激しなければ疼痛も緩和できるのではないかと考えた．上肢を挙上していると疼痛が緩和されるというのは，頸椎症性神経根症でもよく見られる病態であり，運動器に熟

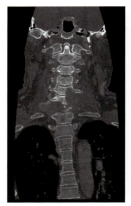 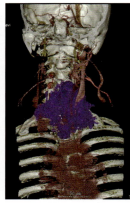 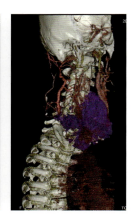

図1　頸椎CT像

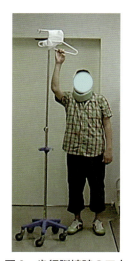

図2　歩行訓練時の工夫

知していれば当たり前なことだと思われる．そこで，歩行時に点滴台を利用しハンガーを組み合わせて上肢挙上できる工夫を考え，**図2**のような装具を用いてみた．これを使用することで挙上時に右上肢の疼痛は劇的に軽減し，20分以上歩くことが可能となり，患者のADLが格段に拡大した．このような工夫は運動器を熟知していなければ思いつかないことであり，運動器の専門家が積極的に関わることの重要性を教えてくれた．この患者はその後，予後が見込めることから頸椎の固定術も受け（**図3**），無事に自宅退院となった．これらの工夫や治療は，腫瘍治療科である耳鼻科からは思いつかない発想であり，この患者は運動器のマネジメントができる医師が関与することで，装具の工夫や積極的な手術により，ADLの格段な改善を得ることができた．

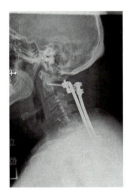

図3　頸椎・胸椎（C2-Th3）固定術後

●おわりに

　　がん患者数の増加，さらには予後の改善によるがん患者の高齢化によって，これまでがんと運動器，特にがんとロコモティブシンドロームという，つながりそうでつながらなかった概念が「がんロコモ」によって一体化し，新たな一歩を歩み始めた．現在，運動器を扱う整形外科医，リハビリテーション医の意識改革が求められてきている．これまでがん患者に対して，体力維持や廃用予防の意味でがんリハビリテーションが行われてきていたが，これからはがんが影響して移動機能が低下した状態に対して，がんと併存する運動器

疾患にも着目していく必要が高まってくる．それを適切に診断し治療できるのは運動器に精通した整形外科医やリハビリテーション医である．がんそのものだけではなく，がんロコモ進行により，日常生活の制限を受けるようになって，結果がん治療の治療継続にもかかわることも少なくない．整形外科医やリハビリテーション医は，がん患者の痛みを見分け，運動器の専門家としてがんに関わる運動器障害の解決に重要な役割を果たす時代が来ている．

がんロコモを意識したがんリハビリテーション治療の重要性

酒井良忠

■骨転移診断早期より，リハビリテーション治療を行い，退院後，環境設定や訪問リハビリテーションを利用して ADL,QOL が維持できた症例

74 歳，女性，主婦，夫と 2 人暮らし．もともと，変形性膝関節症，変形性股関節症にて近医整形外科に通院加療中であった．

X 年 5 月より右股関節痛が増強し，単純 X 線像（**図 1**）にて，右股関節の破壊が進行しているとのことで，手術的加療を目的として X 年 11 月当院整形外科へ紹介受診となった．CT（**図 2**）等にて精査を行ったところ，骨転移を疑い，当院腫瘍内科で精査，乳癌骨転移と診断の上，X 年 12 月に入院の上，ホルモン療法開始となった．

この時点で骨シンチグラフィー（**図 3**）にて骨盤，仙骨，肋骨，脊椎，肩甲骨などに多発骨転移を認め，疼痛と骨折リスク管理のため，ベッド上安静となった．この時点で硬性コルセットを作成し，ベッドサイドリハビ

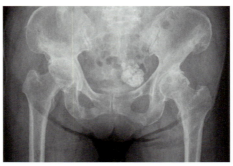

図 1　当院初診時両股関節単純 X 線正面像．両股関節の変形性関節症と臼蓋の骨濃度の異常を認める．

神戸大学リハビリテーション科

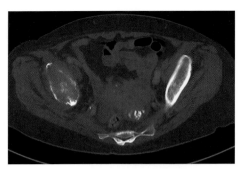

図2 X年11月 CT水平断 臼蓋上部に骨融解像を認める.

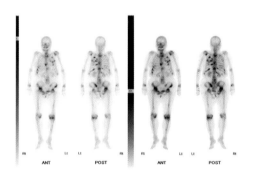

図3 X年11月 骨シンチグラフィー 脊椎, 骨盤, 肩甲骨, 肋骨などに多発骨転移を認める.

リテーション治療を開始, あわせて放射線治療を開始した.

X＋1年1月, 疼痛改善, 右下肢非荷重にて立位歩行訓練を開始した. 長期臥床が続いており, また股関節の疼痛のほか, 変形性膝関節症（**図4**）のため, 歩行困難が継続していた. 股関節周囲筋群, 大腿四頭筋の下肢筋力訓練に重点を置きながら, 立位歩行訓練を継続するとともに, 介護保険を申請した. 硬性コルセットは3か月間施行した. 右下肢非荷重でのポータブルトイレへの移動が介助下で行えるようになったため, X年3月退院となった. 介護保険にて自宅の環境調整とポータブルトイレ設置を行い, 訪問リハビリテーションを開始した. また, 夫と2人暮らしであったが, 次女が介護の一部を担うこととなった. X年4月, 右臼蓋部の骨硬化が

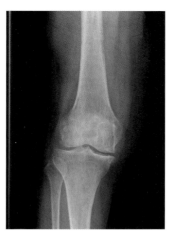

図4　X年11月　左膝単純X線正面像　変
形性関節症を認めている.

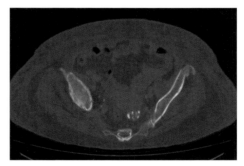

図5　X＋1年4月　CT水平断　臼蓋上部の
骨融解像は硬化が得られている.

得られたため（**図5**），訪問リハビリテーションの担当理学療法士に全荷
重を許可しての歩行訓練を指示した．経過中，化学療法のため再入院があっ
たが，早期からリハビリテーション治療を行い，ADL維持が可能であった．
骨転移については整形外科での経過観察に加え，リハビリテーション科で
も定期診察を行い，安静度や訪問リハビリテーションの指示を行った．X
＋1年8月には，杖歩行が可能となった．もともとある変形性膝関節症，
変形性股関節症の痛みに対して，適宜，整形外科的な治療を行いながら，
訪問リハビリテーションを継続して，X＋2年2月の現在，CT上，骨硬

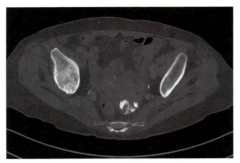

図6　X＋2年2月　CT水平断　臼蓋上部の
骨硬化は良好である.

化とリモデリングが認められ（**図6**）, 骨転移部は良好な経過である. 日常生活では, 介護量も減少し, 夫と買い物も行けるようになっており, 患者のADL, QOLは極めて向上し, 患者満足度は高い状態を維持できている. 適切な骨転移の治療に加えて, 環境調整, 訪問リハビリテーションとの連携を行い, また適宜, 整形外科的な評価を行い, 在宅での生活が可能となったものと考える.

●がん患者の高齢化と治療の外来移行によるがんリハビリテーション治療の必要性の増加

　　2010年の診療報酬改定からがん患者リハビリテーション料が算定可能となり, がん患者に対してのリハビリテーションが一般的に行われるようになってきた. すでに, 多くのがん診療拠点病院等では, 手術的治療の前から, もしくは化学療法を行っている間にリハビリテーション治療を行い, がん患者の身体機能維持とともに, 治療による合併症の予防を行うようになっている. また, 維持期, 緩和期のがん患者にも, リハビリテーション治療を行い, 在宅復帰, 外来通院, 場合によっては就労へ向けてがんリハビリテーション治療を行うことも多い. さらに, がん患者の高齢化に伴い, ロコモティブシンドローム（ロコモ）を持った状態で, がん治療に臨む患者も増えてきている. また, がん患者の増加とがん治療の進歩ががん生存者（がんサバイバー）の増加をもたらしており, 骨転移をはじめ

とした，がんそのもの，もしくはがん治療による運動器障害を持った状態で生活しているがん患者の増加も認められており，このような患者にもがんリハビリテーション治療が行われているのが現状である．

● がんリハビリテーション治療時のリスク管理におけるがんロコモの重要性

　がんリハビリテーション治療を安全に行う上でリスク管理は非常に重要である．様々な合併症ががんそのもの，もしくはがん治療により起こっている可能性を適切に把握する必要があることに加えて，がん患者の高齢化に伴い，ロコモをはじめとしたがんに由来しない運動器の合併症の鑑別も必要である．すなわち全身状態や疼痛，心理的問題に加え，運動器の状態を適切に把握して，リハビリテーション診断，処方を行うことが肝要である．この状況において，がんロコモはがん患者において，がんそのもの，もしくはがん治療によって運動器に障害が起こり移動機能が低下したもの，もしくはがん患者にロコモが合併したものであるから，がん患者の運動器の問題の多くはがんロコモの鑑別と診断によって把握することが可能であると考えられる．このため，がんロコモを意識してリハビリテーション診察を行うことはとても大切であると考えられる．

● がんリハビリテーション治療の病期的分類とがんロコモ

　がんリハビリテーション治療は病期的に，予防的リハビリテーション治療，回復的リハビリテーション治療，維持的リハビリテーション治療，緩和的リハビリテーション治療に分類されており，治療内容，目的もそれぞれ異なっている．予防的リハビリテーション治療では，がん治療時の身体機能の維持向上，合併症予防に重点が置かれ，回復的リハビリテーション治療では手術や化学療法によって低下した身体機能の回復が目的である．維持的リハビリテーションではがんの進行や化学療法や放射線治療の合併症などにより低下した身体機能をできるだけ維持することが目的であり，緩和的リハビリテーション治療では低下していく身体機能の中で，在宅復帰を

含めて，できるだけ QOL を維持するために疼痛や苦痛の緩和，最低限の ADL の維持，心理支持を目的に行う．このようなリハビリテーション治療を行う上で，すべての時期において，がんロコモを鑑別することが，リハビリテーション治療を行う上で必要となる（**表**）．予防的リハビリテーション治療では，高齢化の進むがん患者が増加しているため，ADL の維持は治療継続のため重要であり，ここでロコモの合併の有無を適切に鑑別して整形外科治療をはじめ，リハビリテーション治療を含めて対応していく必要がある．回復的リハビリテーション治療でも，手術年齢の高齢化に伴い心肺機

表　がんリハビリテーション治療の病期的分類とがんロコモの関係性

病期別分類	がんリハビリテーション治療の例	必要となるがんロコモ対策の内容
予防的リハビリテーション	術前の呼吸リハビリテーション治療 血液腫瘍の化学療法時の運動療法	ロコチェックの施行 ロコモ関連疾患の鑑別 ロコモに対するリハビリテーション治療
回復的リハビリテーション	乳癌術後の肩関節可動域訓練 頭頸部癌治療時の嚥下訓練，発声訓練，上肢機能訓練 開胸・開腹術後のリハビリテーション治療	ロコチェックの施行 ロコモ関連疾患の鑑別 ロコモに対するリハビリテーション治療 ホルモン療法中の骨粗鬆症対策・指導
維持的リハビリテーション	化学療法，放射線治療時のリハビリテーション治療 骨転移手術後のリハビリテーション治療	骨転移のスクリーニング 骨転移手術後のリハビリテーション治療 骨転移に対する ADL 指導，装具治療 運動器疾患関連疼痛の鑑別 化学療法による末梢神経障害や悪性腫瘍随伴症候群による関節炎，筋炎の鑑別，慢性 GVHD の関節拘縮の ROM 訓練 悪液質への対策
緩和的リハビリテーション	ADL 維持のためのリハビリテーション治療 疼痛改善のためのリラクゼーション，物理療法 在宅支援，訪問リハビリテーション	骨転移のスクリーニング 骨転移に対する ADL 指導，装具治療 運動器疾患関連疼痛の鑑別 化学療法による末梢神経障害や悪性腫瘍随伴症候群による関節炎，筋炎の鑑別，慢性 GVHD の関節拘縮の ROM 訓練 悪液質への対策

能の予備能力低下もあるほか，前述したように，ロコモの合併の有無を鑑別して早期離床を進めていく必要がある．また，乳癌患者においては，ホルモン療法における骨粗鬆症に対する対策も，がんロコモの一つであろう．維持的・緩和的リハビリテーション治療においては，さらにがんロコモ対策が重要である．特に維持的リハビリテーション治療においては，外来での治療継続の可否が生命予後にもつながるため，ADL維持に努めなければならない．この時に，がんロコモの鑑別をしっかり行い，特に骨転移や末梢神経障害は，重篤な場合，極めてADLが低下するために，この有無について鑑別し，適切な治療を行うことで，リハビリテーション治療の施行が安全かつ適切に行えるものと考えられる．また，もともとあるロコモについても，生命予後がある程度期待できるのであれば，がん治療と並行して積極的に治療を進めていくことで，ADLの維持につながることもあるので，整形外科医と連携しながらがんロコモの治療を進めていく必要がある．緩和的リハビリテーションでは，骨転移をはじめとした運動器合併症のほか，悪液質などによるサルコペニアによってもADLの低下が起こる．適切な全身管理のほか，リハビリテーション治療により廃用の予防に努め，また，装具や動作指導など，骨関連事象（SRE）を予防することや，環境整備を含めて対応することが肝要である．また，進行期，末期のがん患者においては在宅での治療が主体となっている現在，訪問リハビリテーションなどを含めて，自宅の環境整備や介護，家事援助，入浴介助などのサービスについてはリハビリテーション科の診療の範疇である．ここで，がんロコモの状況を適切に把握して，サービス提供者へ情報提供と指導を行い，連携を密にとることで，患者のADL，QOLの維持とともに，介護者へのサポートにもなりうるものと考えられる．

●がんロコモの治療におけるがんリハビリテーション治療の役割

　また，一方でがんロコモの治療においてリハビリテーション治療は重要な役割を示す．高齢がん患者に合併したロコモについての治療は，適切な整形外科的治療とともに，ロコトレをはじめとするリ

ハビリテーション治療が重要であるとともに，装具治療も含めて総合的に対応する必要がある．また骨転移の治療においては，骨修飾薬，放射線治療，手術的治療に加えて，装具治療を含めたリハビリテーション治療が重要な役割を持つ．特に手術が適応とならない場合は，放射線治療とともに，リハビリテーション治療により，身体機能の維持・向上のほか，装具，環境整備，動作指導，介護者への指導などが必要となる．また，末梢神経障害においても，リハビリテーション治療がその治療の主体となる．

このように，がんロコモの治療において，リハビリテーション治療を適切に行い，身体機能の維持・向上を図ることが，がん治療，そしてがん生存者の ADL，QOL 維持向上に非常に重要である．

●おわりに

がんロコモは症候群であり，いわゆる疾患概念である．一方でがんリハビリテーション治療は治療手段の一つである．がんロコモの鑑別はがんリハビリテーション治療のリスク管理に重要であるとともに，がんロコモに対する治療手段として，がんリハビリテーション治療があることを認識する必要がある．がんロコモの啓発は，がん患者の ADL，QOL の維持・向上を目的とするがんリハビリテーション治療において，非常に重要なことであると考えられる．

整形外科専門領域
とのかかわり

病的骨折という外傷領域の新分野

渡部欣忍

■切迫骨折に内固定を行うことで歩行能力が維持できた症例

A.W. さん（仮名）　78 歳, 男性. A.W. さんは, 2016 年 1 月に人間ドックの健診で右上肺野に異常陰影を指摘され（**図 1**）, 2 月末に精査目的で A 病院を受診した. 胸部 CT 検査で右上肺野に浸潤影があったため（**図 1**）, 気管支鏡検査を受けたが, 確定診断に至らなかった. 2016 年 5 月に当院の呼吸器外科を紹介受診し, 6 月に右上葉切除術を受けた. 組織診断は, adenocarcinoma で, 術後に adjuvant therapy としてシスプラチン・ビノレルビン療法を開始した. 抗がん剤の副作用で SIADH を発症したため, シスプラチン・ビノレルビン療法は中止した.

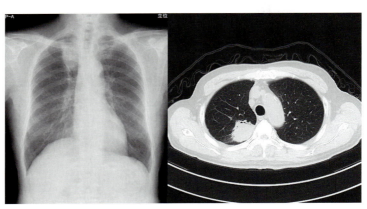

図 1

帝京大学整形外科

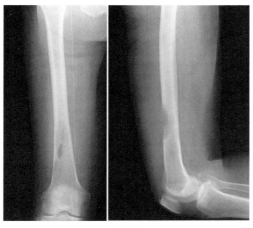

図 2

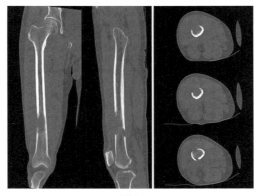

図 3

　同年 8 月頃から歩行時に右大腿部の違和感を自覚しはじめ，その後，同部位の運動痛が増悪してきた. 同年 9 月頃に当院腫瘍内科を定期受診し，Ｘ線写真で右大腿骨の溶骨性病変を指摘された（**図 2**）. 同日に整形外科を紹介受診した.

　CT 検査で，右大腿骨骨幹部に 26 mm × 60 mm の溶骨性病変があり（**図 3**，**図 4**），MRI 画像でも aggressive な骨破壊を伴う転移性骨腫瘍を示唆する所見があった（**図 5**）. 肺癌の右大腿骨骨転移による切迫骨折と診断し，ただちに整形外科病棟へ入院後に，ランマークを開始した.

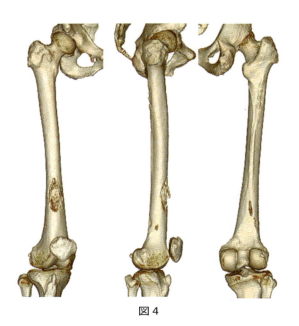

図 4

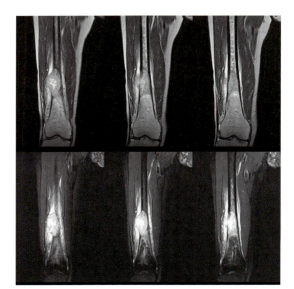

図 5

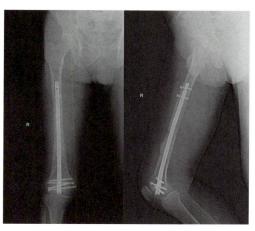

図6

　入院2日目に全身麻酔下に腫瘍掻爬，逆行性髄内釘固定，骨セメント充填術を施行した（**図6**）．術後に右大腿骨に放射線照射とペンブリロリズマブを開始した．

　手術後6か月で，屋外はＴ杖歩行，室内は独歩可能で疼痛はない．化学療法，免疫療法のための定期的な通院加療ができている．

●悪性骨軟部腫瘍の治療は，専門家に任せるべき！　ホント？

　悪性骨軟部腫瘍の治療は，本当に専門家に任せるべきなのであろうか？

　骨軟部腫瘍は，まぎれもなく整形外科疾患である．日本整形外科学会では骨・軟部腫瘍学術集会が毎年開催されているくらいである．しかし，整形外科専門医・非専門医にかかわらず，私たち整形外科医は若い頃から一貫して，「骨軟部腫瘍の治療は，専門家に任せないといけない！」と，耳にタコができるくらい言われ続けてきた．特に，「悪性骨軟部腫瘍の治療」は，素人が決して手を出してはいけない「神聖な領域」と崇め奉ってきた．悪性腫瘍の治療が中心である内臓器外科と大きく異なる点である．ここでは，骨軟部腫瘍を専門にしていない整形外科医を，「一般整形外科医」＝素人と呼ぶこ

とにする.

　一見，簡単に思える生検ですら，「軟部腫瘍診療ガイドライン2012」には，「生検の進入経路は，後に腫瘍と一緒に切除する必要性が生じることを考慮して生検針の刺入点や皮膚切開の部位を決め，さらに以下の点を遵守して行う．①皮膚切開を四肢長軸に沿って入れ，②進入経路として重要な神経血管の近傍は避け，③進入経路は筋間でなく筋内に設定し，④進入経路の皮下組織や筋の剥離は最小限にとどめ，⑤生検後に血腫が生じないよう確実に止血し，⑥ドレーンを置く場合には，皮膚切開上，あるいはその延長線上のすぐ近傍に出し，⑦縫合針はなるべく幅を狭く掛ける.」と，Grade A で推奨されている [1]．もし，別出しようとする腫瘍が悪性であった場合，腫瘍切除や再建の妨げになるような方法で生検を行っていたら大変なことになるんだぞ！　という意味であろう．ここでも素人は手を出すなというオーラが出まくっている．

　骨軟部の原発性悪性腫瘍の頻度の低さ，根治手術の難しさ，術前・術後の評価や化学療法の専門性などを考えれば，専門家が治療すべきというのは至極当然のことである．

　したがって，「悪性骨軟部腫瘍の治療は，専門家に任せるべきか？」という問いに対する回答は，極めて明解で Yes しかない．これに関しては，おそらく整形外科医の 98％くらいが首肯すると思われる．

●一般整形外科医 ⊇ 整形外傷医 ⊇ 救急整形外傷医

　先ほど，骨軟部腫瘍を専門にしていない整形外科医を「一般整形外科医」と呼ぶことにしたが，一般整形外科医の中で，主に四肢の外傷治療を専門あるいは得意にしている整形外科医のことを「整形外傷医」と呼ぶことにする．日本骨折治療学会には，ほぼ毎年参加している整形外科医というイメージである．今日では，大腿骨頸部/転子部骨折，橈骨遠位端骨折，上腕骨近位部骨折の治療をメインにしているという施設で働いている整形外傷医が多いかもしれない．

　整形外傷医の中には，外傷センターや救命センターで三次救急に携わっている医師もいる．彼らを，「救急整形外傷医」と呼ぶこと

にする．脆弱性骨折だけでなく，交通外傷や労災事故，飛び降りなどによる骨盤や脊椎の骨折，四肢の開放骨折や重度外傷の治療をメインにしている先生たちである．

スポーツ整形，関節外科，手外科…，整形外科にはサブスペシャリティーが多くある．病態から考えれば，骨転移による四肢長管骨の病的骨折の治療は，「整形外傷医」「救急整形外傷医」「骨軟部腫瘍の専門家」のいずれかが担当するのが理にかなっていると言えるであろう．では，誰が積極的に治療にかかわるのが良いのであろうか？　あるいは，関わるべきなのであろうか？

●そして誰もいなくなった：病的骨折の治療

骨転移による病的骨折の治療も，「がんの専門家」にお願いすべきなのであろうか？

「これはひっかけ問題だ．悪性骨軟部腫瘍は，がんではなくて肉腫だ．だから，がんの専門家ではなく，肉腫の専門家にお願いするのが正解だ！」なんていう回答を期待しているわけではない．ひらがなの「がん」は，悪性腫瘍全体を示すときに用い，上皮細胞から発生する悪性腫瘍に限定するときは，漢字の「癌」を使うことが多いようである．「がん」は肉腫も含む．本題からそれてしまった．元に戻そう．

骨転移による病的骨折の治療も，「がんの専門家」にお願いすべきなのであろうか？　おそらく，一般整形外科医だけでなく骨折の手術が得意な整形外傷医ですら，これまで「がん」の骨転移による病的骨折には手を出してこなかったのが現状である．これには，いくつかの要因がある．

一般整形外科医の多くは，人の死に関わることが少ない．突発的な手術関連合併症や併存症の悪化を除けば，人の死に関わるような状況に立ち会う機会は非常に少ないと思われる．これは，救急整形外傷医でも同じで，大腿骨頸部/転子部骨折の患者が，術後肺炎で亡くなる経験をすることはあるが，それ以外では人の死に関わる機会は少ない．慣れていないことは難しく感じ，自信が持てない．病的骨折の治療に積極的に関わらない大きな要因の一つである．

２つ目の要因は，「がん」診療に対する知識不足である．外科医は責任感が強いものである，自分が手術した患者は，しっかりと面倒をみないといけないと思っている．一般整形外科医には，「がん」治療に関する専門知識はないので，病的骨折の治療をしても自分で責任を持てないと考える．知らないことに対しては，誰も積極的に取り組もうとは思わない．

　そして３つ目の要因は，曲解された「がん治療のキャンペーン」である．少なくとも私が研修医だった 1980 年代後半頃には，「悪性骨軟部腫瘍の治療は，専門家に任せるべきだ！」というキャンペーンが日本全国で展開されていたと推測する（注：日整会が実際にキャンペーンを行っていたわけではない．）．このキャンペーンは大成功で，簡単に切除できそうな脂肪腫や外骨腫などの良性骨軟部腫瘍の一部を除けば，一般整形外科医が良性・悪性に関わらず原発性腫瘍を治療する機会は著しく少なくなっていった．本来は，「原発性悪性骨軟部腫瘍の治療は，専門家に任せるべきだ！」というキャンペーンとして展開する必要があったのに，「悪性骨軟部腫瘍の治療は，骨転移による病的骨折も含めて，すべて専門家に任せるべきだ！」と，曲解されてしまった．

　もともと，骨転移による病的骨折の治療には消極的であった一般整形外科医や整形外傷医にとっては，「病的骨折の手術はしなくてもよい」というお墨付きをもらえたわけであるから，この曲解は渡りに舟だったわけである．

　人の死に慣れていないこと，「がん」治療の専門知識がないこと，病的骨折の治療もすべて専門家に任せてよいという曲解という３つの点から，整形外傷医を含めて一般整形外科医は病的骨折の治療から遠ざかってしまった．

　救急整形外傷医は，多発外傷（＝頭部，胸部，腹部，骨盤，四肢など身体の２か所以上の部位に生命を脅かすような損傷が同時にある外傷）患者の治療にあたることも多く，人の生死に常に関わっている．特に，救急科から整形外傷医になった医師にとっては，人の死に関わるということは，病的骨折の治療に対するハードルにはなりえない．ところが，病的骨折は，がん診療にあたっている主科

から，整形外科へ紹介されることが多いため，救急整形外傷医の目に触れることは少ない．また，救急整形外傷の現場はどこも人手不足であり，目まぐるしくやってくる多発外傷，多発骨折，重度外傷の患者の治療をしていくだけで精一杯である．近年は，これに脆弱性骨折患者の治療も著しく増え，救急整形外傷医は日常的に疲弊している．骨転移による病的骨折は，自分たちが治療にあたる範疇にはないと認識しても無理はない．

　このような状況から，がんの骨転移による病的骨折は，一般整形外科医も，整形外傷医も，救急整形外傷医も自分が関わるべき疾患ではないと判断しているのが現状である．最後の頼りは，骨軟部腫瘍の専門家いわゆる「がんの専門家」である．ところが，骨軟部腫瘍の専門家は，日本中に少ししかいない．大学病院なら，骨軟部腫瘍を専門にする医師はいると思われるが，一般病院で骨軟部腫瘍を専門にしている整形外科医は，極めて少ないと思われる．原発性悪性骨軟部腫瘍は，発生頻度が低く患者の絶対数も少ないので，診断・治療が必要なら専門家に紹介すればよいが，転移性骨腫瘍や病的骨折の患者数は膨大である．少ない数の骨軟部腫瘍の専門家ですべて対応できないことは自明である．

　以上から，骨転移による病的骨折の治療には，一般整形外科医，整形外傷医，救急整形外傷医，骨軟部腫瘍の専門家の誰も十分に関われていないという状況が生じている．一方で，病的骨折は整形外科の疾患である．胸部外科医も，腹部外科医も，脳外科医も，病的骨折の手術はできない．今日，がんの骨転移による病的骨折の外科治療は，No man's land になっている．そして，骨転移による病的骨折の治療を No man's land にしてしまった責任の一端は，間違ったキャンペーンを修正してこなかった骨軟部腫瘍を専門にしている整形外科医にもあると思う．

●病的骨折という外傷領域の新分野

　人の生死に関わることに慣れている，あるいは看取る自信があるという整形外科医や整形外傷医がいたとしても，骨転移による病的骨折は保存的に放置されることが多かったと思う．なぜだろうか？

患者の余命が短いので，手術しても患者に大きな益を与えられない，むしろ手術に伴う疼痛などの苦痛を与えると考えるからであろう．

　原発性悪性骨軟部腫瘍の治療目標は，可能なら根治を目指すことである．根治するためには，かなり深い専門的知識や技術が必要である．したがって，原発性悪性骨軟部腫瘍は，素人が手を出してはいけない聖域だったのである．しかし，病的骨折が生じてしまった場合には，特別な状況を除けば，根治できないことがほとんどである．病的骨折の治療目標は，根治ではなく疼痛の緩和と患肢機能の改善であり，原発性悪性骨軟部腫瘍の治療目標とは全く異なる．

　例えば，大腿骨骨幹部の病的骨折を生じた場合，手術を行わなければ，残された短い生涯の大半はベッド上か車椅子での生活を強いられてしまう．受傷から数週間あるいは1～2か月間は疼痛も強い．一方で，大腿骨骨折を髄内釘固定すれば，体重の75%程度はネイルで受け持つことが可能である．腫瘍掻爬と骨セメント充填と髄内釘を併用すれば，装具なしで歩行できる可能性も十分にある．

　姑息的手術には，姑息的切除手術，姑息的掻爬手術，内固定手術などがある[3]．致命的な臓器転移がある例，進行の早いがん種で生命予後が3か月以内と見込まれる場合には，除痛とADL維持を目的とした内固定手術を行う．ここでいう姑息的手術とは，"その場しのぎの間に合わせ治療"という意味ではなく，"根治を目的とせず，症状の軽減や苦痛の緩和などを目的として行われる治療"を言う[3]．緩和的手術と邦訳すべきである．このような病的骨折に対する緩和的手術は，外傷治療でよく使用している髄内釘やプレートを用いるので，整形外傷医は骨軟部腫瘍の専門家よりも手慣れているはずである．

　骨転移＝ステージIVの「がん」なので患者の生命予後が短いと一般整形外科医や整形外傷医は考えてしまう．余命が短い患者に，手術をすることで痛みなどの害を与えるのは忍びないと思ってしまう．では，骨転移を生じた患者の余命はどのくらいであろうか？「骨転移手術症例の1年生存率は17～69%と報告」[2]されている．たしかに低いが，最小に見積もっても骨転移手術症例の30%は1年後も生存していると言える．残された余命を，ベッドの上だけで

過ごすのか，人生の最後まで歩ける状態で過ごすのかを考える必要がある．また，最近の「がん」治療の進歩は，骨転移を生じた人でも，より長い生命予後が期待できる場合も少なくない．四肢の病的骨折による患者の performance status（PS）の低下のために，化学療法の適応でなくなる場合もある．疼痛緩和治療により，生命予後も改善できる可能性がある．

　病的骨折を生じても，特別な条件が満たされれば根治的手術を行う場合はある．特別な状況というのは，6か月以上の生命予後が見込める，乳癌，前立腺癌，腎癌，分子標的治療薬が有効な肺癌，などの slow growing ながん種であること，原発巣の制御がついていること，腫瘍学的に広範切除と再建が可能な部位であることなどが条件である[3]．このような場合には，腫瘍用の人工関節が使用される．しかし，緩和的手術の意味が，症状の軽減や苦痛の緩和であるならば，腫瘍用の人工関節を緩和的手術として用いることも可能なはずである．手術手技としては，腫瘍に切り込むことの多い骨接合術の方が，技術的難易度は高いといわれている．

　また，前述のように，病的骨折の手術をするのは良いけれど，その後の「がん」の治療まで自分にはできないので，保存的に経過を見てしまうという傾向もあった．これは誤解であり，主科の医師は，整形外科医に「がん」の治療をしてほしいとは，これっぽっちも思っていないはずである．主科の医師が一般整形外科医や整形外傷医に求めているのは，局所の疼痛緩和であり，病的骨折の治療なのである．

　一般整形外科医や整形外傷医は，病的骨折という No man's land を外傷領域の新分野と捉えて，がん患者の症状の軽減や苦痛の緩和のために，手術的治療にもっと積極的に取り組むべきであろう．

●もう一つの外傷領域の新分野：切迫骨折

　転移性骨腫瘍の治療において，もう一つ重要な問題が．切迫骨折である．

　例えば小転子に骨転移を生じ，切迫骨折の状態になっていた場合．この患者のコンサルトを受けた整形外科医が，手術せずに保存療法

で経過を見るとした場合，どんな指示が出されるだろうか？　多くの場合に病的骨折を回避するために，自分の足で立ってはいけない，できれば終日ベッドで過ごし，移動する場合には細心の注意を払って車椅子で，という悪魔のような指令が整形外科医から出される．もちろん骨転移の状態で，すべてが手術適応というわけではないが，残り少ない人生を天井だけを見て過ごしてよいのであろうか？

　一方で，「症例提示」で示したような切迫骨折，（この例は小転子ではないが）に対する手術は，病的骨折を生じた後の手術よりもはるかに容易である．切迫骨折の状態における手術の方が，出血量の軽減，入院期間の短縮，術後歩行能で優位であることが，骨転移ガイドラインにも記載されている．

　転移性骨腫瘍の骨折リスクに関しては，部位（上肢，下肢，大腿骨転子部周囲），疼痛（mild, moderate, functional），骨転移型（骨形成型，混合型，骨融解型），病変の大きさ（横径に対する割合）で各1〜3点に分け，その合計点数で評価するMirelsスコアが有名である．合計点数9点以上なら切迫骨折と診断でき予防的手術（内固定）の適応になり，8点で手術（内固定）を考慮，7点以下では保存的とされている．このスコアは，整形外科医でも容易につけられるもので，Mirelsスコアによる切迫骨折の診断そのものは容易である．むしろ主科の先生より私たち整形外科医のほうが，長管骨のCT画像等を見慣れているので，手術適応を決めるのは容易だと思う．私たち一般整形外科医や整形外傷医が目指すのは，長管骨の骨転移で紹介を受けたら，切迫骨折になっているかどうかを判断し，切迫骨折なら積極的に内固定術あるいは腫瘍用の人工関節手術によって，患者の苦痛を緩和し機能障害を最小限にくい止める治療を行うことだと考える．切迫骨折に対する手術は，予定手術として実施することが可能である．病的骨折を生じてからの手術よりも，患者だけでなく，その家族，外科医，コメディカルすべての人のQOLにとって，切迫骨折の時点で手術を行うことが良いのは明らかである．そのためには，院内で骨転移キャンサーボードを立ち上げ，集学的な診療体制を整えることが重要である．そして，切迫骨折の外科的治療を行えるのは，整形外科医しかいないことを再認識

しておこう.

文　献

1)　日本整形外科学会監修：軟部腫瘍診療ガイドライン 2012. 南江堂，2012.
2)　日本臨床腫瘍学会編集：骨転移診療ガイドライン 2015. 南江堂，2015.
3)　篠田裕介：長管骨骨転移の治療，がんの骨転移ナビ. 医学書院，pp146-156，2016.

予後の延長が変える脊椎転移の治療戦略

上井　浩[1]・徳橋泰明[1]

■最小侵襲脊椎安定術を行って速やかに ADL の改善が得られた症例

71歳，男性．6か月前から腰痛があり，近医整形外科で対症療法を受けていた．腰痛が増悪（VAS 9）し，両下肢不全麻痺（改良 Frankel 分類 D1）を認めたために当院に紹介受診した．既往には前立腺癌の治療歴があり，CT と MRI では第2, 3腰椎転移，仙骨転移（**図1**）を認めた．

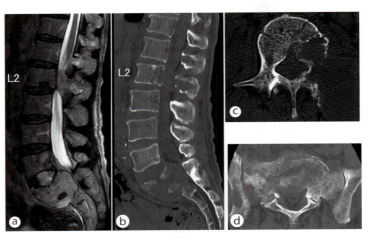

図1

前立腺癌の多発脊椎転移の症例．（a）術前胸腰椎 MRI T2 強調矢状断．（b）術前胸腰椎 CT 矢状断．仙椎の高度の椎体破壊と L2 椎体の骨融解像を認める．（c）術前腰椎 CT 横断 L2 高位．左側の椎弓根から椎体 1/4 の骨融解像を認める．（d）術前仙椎 CT 横断 S1 高位．仙椎の椎体と両側腸骨の骨融解像を認める．

1）日本大学整形外科

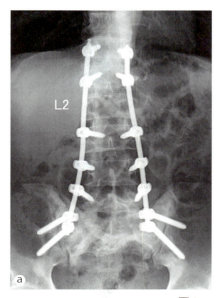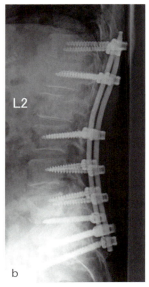

図 2
脊椎後方除圧固定術（T12-iliac）術後．（a）単純 X 線正面．（b）単純 X 線側面．

骨破壊と脊柱不安定性による不全麻痺と判断し，ADL の低下（Barthel Index 25 点）も著しいため，最小侵襲脊椎安定術（minimally invasive spine stabilization：MISt）による脊椎後方除圧固定術（T12-iliac）（**図 2**）を行った．術後は速やかに疼痛，神経麻痺は改善し，術後 2 週で放射線治療を開始した．退院後は外来通院にてホルモン療法と抗 RANKL 抗体のデノスマブ注射による治療を継続している．

●これまでの脊椎転移に対する治療

　　　これまでの脊椎転移に対する治療は，神経麻痺が発生した後に原発担当科から相談されるか，もしくは他院から搬送されて，当日に緊急手術を行うことも珍しくなかった．緊急で行うため，多くは夜間で準備不足，検査不足の状態である．術中の大量出血もまれではない．患者も術後の体力が低下した状態で，原発がんの精査を行うため臥床期間が延長していた．それに加えて，術後のリハビリテーションや化学療法，放射線療法の開始もしばしば遅れていた．また，脊柱不安定性を伴う疼痛，神経麻痺を呈する転移性脊椎腫瘍の患者に対しては，脊椎手術が可能な施設と対応が難しい施設では治療方針が異なっていた可能性がある．脊椎手術を行わない施設では，初めから保存治療以外の選択肢がない．一方で脊椎手術が可能な施設においても，脊椎転移に対する治療に慣れていないと，消極的に保存治療を選択することが珍しくない．これまでは原発担当科だけでなく，整形外科医もがん脊椎転移に対する意識も低かったと思われる．画像検査で脊椎転移が判明していたにも関わらず，神経麻痺が発生してから後手に対応することが多かったと思われる．

　　　日本人の生涯でがんに罹患する率は男性は62％，女性は47％もあり，がんとともに生活する期間が以前より長くなってきている．がん患者のQOLを改善・維持するためには，脊椎転移の患者もがんの治療を続けることが必要である．これからの整形外科医には脊椎転移の患者のQOLを改善・維持するための最適な治療を提供することが求められている．

●まずは ADL を改善しよう！

　　　がんロコモの原因となる転移性脊椎腫瘍に対する治療の目的は，患者の生活の質（QOL）を改善・維持することにある．したがって，無症状の転移性脊椎腫瘍の患者に対する治療の第一選択は放射線療法が一般的である．しかし，脊柱不安定性を伴う疼痛，神経麻痺を呈する転移性脊椎腫瘍の患者に対しては，積極的に手術治療を行うべきである．その理由は，手術によるADLの向上により，術後に補助療法（ホルモン療法，化学療法，放射線療法，骨修飾薬治療）

を受ける機会を増やして，間接的な延命効果が期待できるという考えに基づいている．抗がん剤の中には全身状態であるperformance status（PS）が維持されていることが投与の適応基準になっている薬剤もある．転移性脊椎腫瘍に対する姑息的手術の中でも，特にMIStは短期的な麻痺改善効果だけではなく，術後早期にADLが改善して，自宅退院も可能になる症例が多い．術後の補助療法を通院で継続させることは，がん患者のQOLの向上にもつながる．提示した症例においてもMIStにより，術後早期にADLの改善が認められ，各種の補助療法も施行できたため，QOLの改善・維持ができた．

●脊椎転移の患者の生命予後はどうなのか？

転移性脊椎腫瘍患者に対して各種の予後予測システムが報告されているが，術前に正確に予後を予想することはいまだに困難である．しかし，がん治療の進歩により担がん患者の生命予後は改善している．予後が短いがんの代表ともいえる肺癌においてさえも，最近では分子標的治療薬の登場によって，明らかに生命予後が延長している．転移性脊椎腫瘍のような進行がんのサバイバーであっても，十分なサバイバーケアシップにより，健康状態とQOLの改善も可能である．転移性脊椎腫瘍の患者のサバイバーケアシップの強化には，手術を含めた集学的治療が必要である．手術による合併症の発生リスクと術後に期待できる利益を勘案した上で，姑息的手術を行うかどうかを決める必要がある．

●整形外科医はいつから治療に介入するのか？

整形外科医が転移性脊椎腫瘍の治療に介入する機会は2回の時期に分けられる．1回目は原発腫瘍診療科の画像検査で脊椎転移が判明し，精査を依頼される時期である．もう1回は，疼痛もしくは神経麻痺が初発症状で整形外科を初診する時期である．理想的なのは脊椎転移による骨関連事象（skeletal related event：SRE）が出現する前に診断し，治療を開始することである．脊椎転移に対する治療戦略が以前と異なるのは，SRE抑制の観点から，がん脊椎転移が判明次第，無症候性でも治療を開始することである．また，よ

り早期に，より積極的に手術治療を導入するようになったことである．院内にキャンサーボードがある施設では，整形外科も積極的に参加して治療に介入すべきである．いずれにしても迅速に治療を開始する必要がある．

●まず何をすれば良いのか？

　はじめにすべきことは原発臓器の確定診断である．まず，がん（血液疾患を含む）治療歴の有無を確認する必要がある．原発腫瘍診療科からの依頼であれば，90％以上の確率で治療中のがんが原発臓器であると判断して良いと思われる（double cancer などの例外はある）．また，乳癌では原発病巣の治療後 10 年以上経過してから，脊椎・脊髄転移を起こすこともあるので注意が必要である．原発不明がんの脊椎転移による疼痛もしくは神経麻痺によって初診で来た患者に対しては，疼痛・神経麻痺の治療と並行して原発臓器の確定を速やかに行う必要がある．

　原発臓器が不明で神経麻痺を呈している脊椎転移に対しては，単純 X 線検査のほかに，胸腹部・骨盤 CT（可能であれば造影も）と，全脊椎 MRI を早急に撮像すべきである．これらの検査で脊椎転移の数や腫瘍による神経圧迫の状態と，原発臓器の絞り込みが可能となる．化膿性脊椎炎，結核性脊椎炎などの炎症性疾患や，骨粗鬆症性脊椎骨折などとの鑑別も重要である．神経麻痺がない，もしくは軽度であって検査するまでの時間的な余裕があれば，ポジトロン・エミッション・トモグラフィー CT（PET-CT）を行うことも勧められる．PET-CT の情報量は多く，原発臓器の診断がかなりの確度で可能である．また，血液生化学検査では，可能性の高い原発臓器の腫瘍マーカーと，免疫電気泳動，可溶性インターロイキン 2 受容体（sIL-2R）の測定をすべきである．脊椎腫瘍は転移性だけではない．原発性脊椎腫瘍の可能性もあるし，多発性骨髄腫や悪性リンパ腫などの血液疾患の可能性もある．その他，関節リウマチで疾患修飾性抗リウマチ薬（DMARDs）による治療をしている患者では，メトトレキサート関連リンパ増殖性疾患（MTX-LPD）の可能性も視野に入れておく必要がある．

●治療方針は？

　転移性脊椎腫瘍は進行すると脊椎の破壊により脊柱支持性の破綻や脊髄・馬尾への浸潤や圧迫を生じて，疼痛や麻痺による ADL 障害をきたす．また転移性脊椎腫瘍のほとんどは，がんの転移であり，治療に限界のある全身性疾患である．そのため治療の主体は対症療法になる．限られた条件下に除痛を行い，麻痺を改善させて，ADL の向上を最大限に発揮できる治療法を可及的迅速に行うことが重要である．腫瘍による神経圧迫度の評価法に MRI 横断像での epidural spinal cord compression scale（ESCC スケール）がある．Grade 0 は骨内のみ，Grade 1 は脊柱管内浸潤のみ，Grade 2 は神経の圧迫あり，Grade 3 は神経の高度の圧迫である．硬膜に接している Grade 1b 以上では，早期に麻痺が進行する危険性があるため，迅速に治療に移行する必要がある．

　がんの脊椎転移が判明した時の治療のファーストラインは，骨修飾薬（bone modifying agent：BMA）である．BMA にはビスホスホネート製剤のゾレドロン酸と，抗 RANKL 抗体のデノスマブがある．どちらも優れた薬剤だが，デノスマブは腎での代謝の影響を受けないため，腎機能低下している患者に使用しやすいと思われる．次いで，がん種に応じたホルモン療法，化学療法，局所には放射線療法の追加を行う．がんの脊椎転移により神経麻痺が出現している患者には手術治療を考慮する必要がある．

●手術適応は？

　転移性脊椎腫瘍における手術療法の適応は，①脊柱不安定性や支持性の破綻，②腫瘍圧迫による神経麻痺，もしくは切迫していること，③腫瘍が放射線抵抗性のがん種であること，④長期予後が予測される単椎罹患例の局所コントロール目的である．予想予後が 6 か月未満で麻薬性鎮痛薬が有効な症例，もしくは放射線療法が著効する症例，全身状態が不良（PS 3 以上）な症例や生きる気力低下がある症例は対象から外れる．

　神経麻痺を呈した転移性脊椎腫瘍の患者に対する治療法に関しての無作為化比較試験（RCT）の報告がある．放射線治療のみの群と

手術に放射線治療を組み合わせた群を比較した論文である．治療後に歩行可能であった期間の50％生存期間の中央値は，放射線治療のみでは13日で，手術に放射線治療を組み合わせた群は122日であった．手術治療を組み合わせた治療が最適であるとRCTで証明された．神経麻痺を呈していて，全身状態が許すのであれば手術を積極的に行うべきと言える．

●術式の選択

　現在行われている術式は，神経除圧と脊柱再建を主目的にした姑息的手術（palliative surgery），長期の局所コントロールを目指した腫瘍の広範切除と脊柱再建を行う手術（excisional surgery）に大別される．実際の手術の多くは姑息的手術であるが，局所根治が可能な症例は脊椎骨全摘術（total en-block spondylectomy：TES）で対処する必要がある．TESは最も根治性の高い術式であるが，手術侵襲が大きく難度も高いため，対象症例は専門の医療施設に紹介すべきである．姑息的手術の中には，腫瘍椎体の中に骨セメントを注入して脊柱支持性を獲得する経皮的椎体形成術もある．脊柱管内へのセメント漏出の可能性や脊柱支持性の限界はあるが，低侵襲で即時的な除痛効果にも優れている．

　姑息的手術の大半は椎弓根スクリューを併用した後方除圧固定術が行われる．後方固定を行うかどうかを判断するための脊椎不安定性の評価には，spinal instability neoplastic score（SINS）が有用である．SINSは，①転移部位，②動作時の疼痛，骨病変の性状，④椎体圧壊の程度，⑤画像による脊椎アラインメントの評価，⑥腫瘍の後側方浸潤の程度の6項目を3点満点で評価し，合計スコア18点満点中，0～6点は安定，7～12点は不安定性の可能性あり，13～18点は不安定と判定する．7点以上の症例には原則的には椎弓根スクリューによる後方固定を行うべきである[2]．

　後方除圧固定術は神経麻痺の改善に優れた術式であるが，術野の展開中や，腫瘍掻爬・切除時に大出血を認めることは決してまれではない．転移性脊椎腫瘍患者に対して侵襲が大きい姑息的手術では，術後に患者の全身状態やADLが悪化する可能性がある．そのため，

最近では姑息的手術の低侵襲化が求められ，経皮的椎弓根スクリューによる MISt が行われるようになった．MISt では出血が見込まれる除圧操作や腫瘍切除を，手術の後半に行うことで総出血量の低下が見込める．また，最近では除圧を行わずに，後方固定のみで対応できる症例もあることがわかってきた．このように MISt の利点は術中出血量が少ないだけではなく，手術時間が短いこと，術創が小さくて創部の治癒が早いことである．そのため，術後の回復が速やかで，術後早期に補助療法に移行できる．

●集学的治療の重要性

　脊椎転移に対して神経麻痺改善などの短期的な治療成績のみを評価すべきではない．がん患者の QOL を改善・維持することに焦点を合わせるべきである．転移性脊椎腫瘍に対しては SRE の発現する前からの積極的な治療を開始すべきである．SRE 発現後には整形外科による手術療法だけではなく，術後のリハビリテーションに加えてホルモン療法や化学療法，放射線療法，骨修飾薬や鎮痛薬（オピオイドなど）の投与を組み合わせた集学的治療が必要である．そのためには，原発がん担当科，放射線科，リハビリテーション科，緩和ケアチームや退院支援を行う医療相談室などの多職種との密接な横のつながりが必要である．

●おわりに

　転移性脊椎腫瘍の患者の予後は延長している．整形外科医の積極的な治療の介入が治療成績に反映されるため，SRE 発現前からの脊椎転移の治療を開始する必要がある．脊椎不安定性や脊髄圧迫による麻痺をきたした転移性脊椎腫瘍患者に対しては，患者の QOL の改善・維持を目指して，MISt による姑息的手術の低侵襲化や，術後の集学的治療を行っていこう．

文　献

1）　Bilsky MH, Laufer I, Fourney DR, et al：Reliability analysis of the epidural spinal cord compression scale. Journal of neurosurgery Spine. 13：324-328,

2010.

2) Fisher CG, DiPaola CP, Ryken TC, et al：A novel classification system for spinal instability in neoplastic disease：an evidence-based approach and expert consensus from the Spine Oncology Study Group. Spine. 35：E1221-1229, 2010.

3) Patchll RA, Tibbs PA, Requine WF, et al：Direct decompressive surgical resection in the treatment of spinal cord compression caused by metastatic cancer：a randomised trial. Lancet. 366（9486）：643-648, 2005.

4) Uei H, Tokuhashi Y, Maseda M：Treatment outcome of metastatic spine tumor in lung cancer patients：did the treatments improve their outcomes? Spine. 42：E1446-E1451, 2017.

5) Uei H, Tokuhashi Y, Maseda M：Analysis of the relationship between the Epidural Spinal Cord Compression（ESCC）scale and paralysis caused by metastatic spine tumors. Spine. 43(8), E448-E455, 2018.

6) 上井浩，徳橋泰明：【転移性脊椎腫瘍に対する最小侵襲脊椎安定術（MISt）】転移性脊椎腫瘍に対する低侵襲手術の有用性．整形外科最小侵襲手術ジャーナル．84：57-64，2017.

がん患者の運動器疾患
—その痛みはがんの痛みなのか？—

金子和夫 [1]・髙木辰哉 [2]

　がん患者の運動器疾患には，がんそのものによる悪性骨軟部腫瘍と骨転移，がんの治療による二次性の骨粗鬆症，筋力低下，末梢神経障害など，さらにがんに併存する変形性関節症や脊柱管狭窄症などによる脊椎関節変性疾患の進行がある．

　本稿では，関節や脊椎，外傷を主に扱う一般的な整形外科医が，腫瘍整形外科医と連携して，診断と治療にあたった実例を挙げ，骨転移と関節の痛みや背部痛，脊髄症状の鑑別やその対処，骨転移治療による有害事象について述べる．

■関節部の痛みが骨転移によるものであった症例　（股関節部付近の骨転移）

　60 代，女性．約 40 年前に右股関節の臼蓋形成不全に対して，骨切り術を受けている．5 年前に腎細胞がんで左腎摘の既往あり．その後は転移

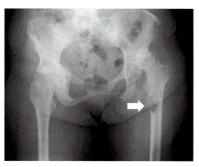

図 1a　単純 X 線検査両股関節正面像
右臼蓋骨切り術後，左変形性股関節症と左大腿骨転子下（白矢印）に骨破壊像を認める．

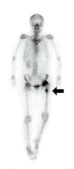

図 1b　全身骨シンチグラフィー
左股関節と左大腿骨転子下（黒矢印）に集積を認める．

1）順天堂大学整形外科　　2）順天堂大学整形外科・リハビリテーション科・緩和ケアセンター

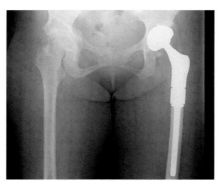

図 1c　単純 X 線検査病巣切除および腫瘍用人工
股関節置換術後　両股関節正面像
腫瘍用人工骨頭に臼蓋のカップを合わせて設置している．

は認めていない．左股関節は 1 年前に痛みが出現し，変形性股関節症の診断で，他院に通院していた．左股関節痛が徐々に強くなり，本人は股関節が悪くなったと思っていた．歩行困難になって当院受診．

　左大腿骨転子下の骨転移による痛みと診断．全身検索で細かい肺転移があったが，泌尿器科と相談し，予後はある程度期待できると判断した．日常生活活動度（ADL）改善目的で，骨転移巣の切除と変形性股関節症に対する手術を同時に行うこととした．

　術後は，約 1 か月でロフストランド杖で歩行可能となり退院．切除標本で腎細胞癌の骨転移であることを確認．泌尿器科で分子標的治療薬の投与を通院で開始し，3 年経過している．

　がんに罹患する年齢は,脊椎関節の変性疾患が進行する年齢と一致する．この症例では変形性股関節症の痛みと，その付近に出現した骨転移の痛みが重なり，患者自身が変形性股関節症の痛みと思ってしまった．病的骨折をきたす直前の切迫骨折の状態で治療が可能となったのは幸いであった．また，変形性股関節症による痛みがもともとあったため，臼蓋側の処理も同時に行う必要性があると考えた．骨転移と変性による痛みが重なったという診断と，ADL 改善のために，両者に対する手術を同時に行ったという治療の判断が問題となった症例である．

■関節部の痛みが骨転移によるものであった症例 （膝関節部の骨転移）

70代，男性．半年前に肺癌の stage IIIB（遠隔転移なし）の診断で，分子標的治療薬の適応はなく，化学療法を行っていた．3か月前より左膝の痛みがあったが，単純X線検査で原因がわからず，鎮痛薬投与のみで経過観察されていた．

1か月前より疼痛が悪化し，歩行困難となった．再度X線とMRIを撮影．大腿骨遠位部の骨転移の診断で，放射線治療を行ったが，2か月で疼痛は再増悪．呼吸器内科と相談し，予後は予測困難だが，ADL獲得と全身治療継続の目的で病巣切除と腫瘍用人工膝関節置換を行った．

切除標本では，がん細胞に変性を認めたが，肺癌骨転移ではなかった．術後は疼痛もとれて，1か月で独歩可能となり退院．その後，化学療法を継続し，1年半生存した．左膝痛の再発はなかった．

関節内の骨転移は経験上，肺癌，乳癌，腎癌などで見られ，関節内の炎症や変性と間違えることがある．特にがんの既往がある場合，関節の痛みの増悪には，MRIでの確認などが必要だろう．現代では通院可能でないと，

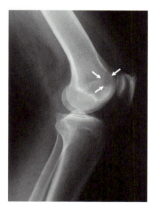

図2a　初診時　単純X線検査　左膝側面像
膝蓋大腿関節の大腿骨顆部側に骨透亮像を認める（白矢印）が，わかりづらい．

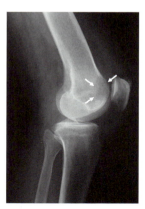

図2b　2か月後　単純X線検査　左膝側面像
大腿骨顆部前面に比較的明瞭な骨透亮像を認める（白矢印）．2か月前より増大している．

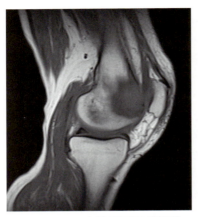

図2c　MRI　左膝側面 T1 強調像
病巣部は低信号を呈している.

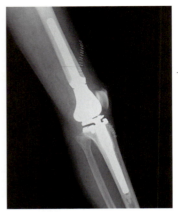

図2d　単純 X 線検査　病巣切除および腫瘍用人工膝関節術後　左膝側面像
大腿骨顆部を切除し，ローテーションヒンジの関節で置換した.

がんの全身治療の継続が不可となる場合がほとんどであり，移動能力の獲得は，治療継続・予後の延長につながることになる.

　この逆で，関節の痛みが偽痛風などの炎症であったにも関わらず，骨シンチグラフィーの集積などから骨転移と診断され，放射線治療を行われてしまった例もある．むしろ関節そのものの痛みがある場合は，骨転移より炎症などのことが多いので，注意が必要である．がんの治療中であれば，がんそのものによる反応や，治療薬の有害事象による関節痛や腫脹を生じることもある．また，がんの脊椎転移による神経根症状によって，胸腰椎移行部付近の転移が股関節周囲の痛み，腰椎転移が膝関節周囲の痛みをきたすことは多く見られる．圧痛，可動域制限の有無，知覚障害の有無，荷重時痛などから画像診断につないで，判断を間違えないようにしたい．いずれにせよ，理学所見，血液所見，画像所見に経過をあわせて，総合的に判断する必要がある.

■がんの治療中に椎体圧潰が生じた症例 （抗がん剤・ステロイド投与による二次性骨粗鬆症）

70代，男性．悪性リンパ腫の治療で化学療法を行っており，比較的元気に通院していたが，半年近く経過した段階で急に背部痛を訴え，歩行どころか座ることも困難になってしまい，救急車で来院．下肢に麻痺症状はなく，強い背部痛で体動困難であった．

治療経過から悪性リンパ腫の進行によるものではなく，治療による二次性骨粗鬆症が原因の椎体圧潰と診断した．骨修飾薬は投与されていなかった．麻薬と消炎鎮痛薬の投与を行うも，体動時痛が1週間以上変わらず，ベッド上から動けなかった．主治医，放射線科，脊椎外科医と相談の後，侵襲の少ない画像下治療（IVR）による，椎体形成術（骨セメント充填）の適応と判断し，L1へ行うこととした．疼痛がとれなかった場合は，他の椎体へも行う予定とした．

治療翌日より座位可能となり，翌々日から歩行練習を開始した．後に行った骨塩定量では，YAM70％台であり，デノスマブの投与を開始した．その後2年経過して，YAMは80％台となっており，悪性リンパ腫も再発は認めない．

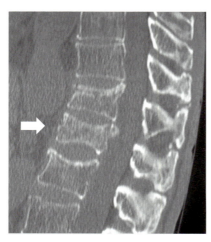

図3a　CT胸椎矢状断像骨条件
多発椎体圧潰を認めるが，L1が強く圧潰（白矢印）している．

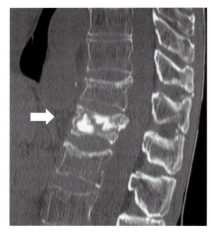

図 3b　CT 胸椎矢状断像骨条件
**　　　　椎体形成術後**
骨セメントを局所麻酔下で，経椎弓根的
に椎体内に充填した（白矢印）．

　がん治療による骨喪失（cancer treatment induced bone loss：
CTIBL）とも言われ，化学療法やステロイド投与による二次性の骨粗鬆
症によって椎体が圧潰したと考えられる．通常の骨粗鬆症による椎体圧潰
には，最近では全身麻酔下に balloon kyphoplasty や各種インストゥル
メンテーションが行われており，同時に PTH 製剤の投与を開始すること
が多い．この症例では悪性腫瘍の治療中であり，リスクもあるが，全身麻
酔下より局所麻酔下で椎体形成術のみ行った．がん罹患のため PTH では
なくデノスマブの投与としたが，椎体形成術の適応には議論があるところ
であろう．

　がん患者の背部痛には，脊椎転移のみならず，このような二次性の骨粗
鬆症や，治療中にあまり動けず，筋筋膜性疼痛あるいはそれに類似した痛
みをきたす者もいる．化学療法やホルモン治療，ステロイド投与による二
次性の骨粗鬆症に対しては予防が重要で，bone management の観点か
らは，定期的な骨塩定量の測定と，ビタミン D およびビスフォスフォネー
ト製剤かデノスマブ投与が望まれる．廃用や筋筋膜性疼痛に対しては，ト
リガーポイントの注射や，リハビリテーションが有効であることがある．
背部痛が，がんによる痛みか，そうではなく治療による有害事象によるも
のか，または併存する変性疾患によるものかの鑑別は，整形外科医の重要
な役目であると考える．

■骨転移の治療により骨折が切迫した症例　（骨修飾薬投与による非定型骨折）

60 代，女性．乳癌発症後 7 年，骨転移発症後 5 年でゾレドロン酸投与 4 年とデノスマブ投与 1 年で全身治療を継続している．2 週間前より歩行時の左大腿骨近位外側の疼痛が出現し，乳腺科より骨転移悪化の疑いで相談された．右大腿骨近位外側にも圧痛を認めた．

大腿骨近位外側骨皮質の限局性肥厚を認め，その付近には骨転移を疑う

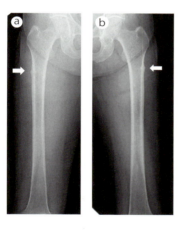

図 4a・b　単純 X 線検査　右大腿骨および左大腿骨正面像
両大腿骨近位外側の骨皮質の限局性肥厚を認める（白矢印）．

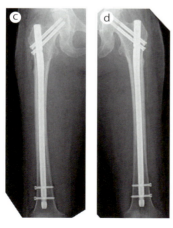

図 4c・d　単純 X 線検査　術後右大腿骨および左大腿骨正面像
大腿骨頸部にもスクリューを挿入した髄内釘を行った．

所見はない．また，全身の CT や腫瘍マーカーからも骨転移の悪化を認める所見はなかった．歩行時の痛みや圧痛が出現したことにより，非定型骨折が切迫したと判断した．両側の髄内釘を一期的に行った．術後は 2 週間程度で独歩可能となり，退院．

　骨転移の治療で骨修飾薬の投与は，骨転移の進行抑制，骨関連事象（SRE）の減少に有効だが，骨吸収抑制薬関連顎骨壊死（ARONJ）や，非定型骨折などの有害事象への注意や対処が必要である．顎骨壊死に対しては，投与前の歯科医受診でのチェックと投与中も継続的に 1 ～ 3 か月ごとに歯科受診により口腔ケアを継続することが勧められる．顎骨壊死が起きた場合の骨修飾薬投与の継続も歯科医との相談が重要である．骨転移への骨修飾薬投与による非定型骨折の頻度は不明瞭だが，1％以下と思われる．骨転移への骨修飾薬投与が国内で年間数万人におよぶレベルに達しているので，今後は増加することが予想される．

　骨転移患者で非定型骨折をきたした場合，予後も限られていることが多く，骨折の癒合にも時間がかかることが多いので，ADL の著しい低下をきたす．大腿骨近位であれば，腫瘍用人工骨頭への置換も選択肢になりうる．可能な限り，予防的に髄内釘を行うことが望ましいが，症状が乏しい場合，大腿骨外側骨皮質の限局肥厚が出現してから，どの時点で髄内釘を行うかは，意見が分かれるところであろう．骨粗鬆症患者の非定型骨折や非定型切迫骨折との対処の違いは，予後やがん治療の継続などを考慮したものになる．

　骨修飾薬をいつまで投与すべきかも，まだ結論は出ていない．2 ～ 3 年以上毎月投与することによって，上記のような有害事象のリスクが上がることが報告されており，その時点で骨転移病変が落ち着いていれば，投与の間隔を 3 か月などに開けても，効果はさほど変わらないとする意見もある．ただし，有害事象のリスクが下がるかどうかはまだ不明瞭である．

■がんの治療中に変性疾患の進行を見た症例（多発性骨髄腫と併存した頸椎症性脊髄症）

70代，女性．もともと頸椎症を整形外科で指摘をされていたが，6年前に多発性骨髄腫を発症し，化学療法を断続的に行っていた．幹細胞移植の適応はなく，通院治療していた．首の痛み，手のしびれはもともと訴えており，特にしびれは抗がん剤の影響もあり，悪化傾向ではあった．3か月前より下肢の脱力感を訴え，杖歩行となった．1か月前に歩行困難と上肢の巧緻性障害が出現．

多発性骨髄腫の病態は落ち着いており，頸椎症性脊髄症の進行と判断した．骨髄腫の状態は，治療により比較的落ち着いていたが，引き続き通院による治療の継続が必要であり，歩行困難を改善しなければ，治療継続は困難となる．ADL 改善と骨髄腫に対する通院治療を可能にするため，外科的治療を行う選択とした．後方除圧の椎弓形成術を行い，術後3週間で杖歩行がスムーズに行えるようになり，退院．その後3年，しびれや軽度の痛みは残存するものの，杖歩行で通院治療中である．

がん患者の多くは，関節や脊椎の変性疾患をきたす年齢と一致する．関節や脊椎に起因する痛み，すなわち肩や首，背部，腰，臀部や膝の痛みが骨転移によるものかどうかは，がんの病状の変化，痛みの性質と経過，画像診断から総合的に判断する必要がある．また，がんに併発する関節や脊

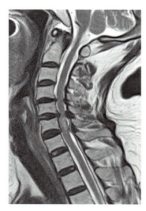

図 5a　MRI T2 強調　頸椎矢状断像
　　　　術前
C4/5 5/6 6/7 に強い脊柱管狭窄を認め，脊髄にも信号変化を認める．

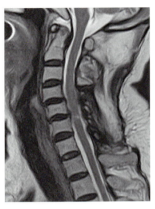

**図 5b　MRI T2 強調像　頸椎矢状断
　　　　像　術後**
脊髄の一部に信号変化は残存するが，頸部脊
柱管は広がり，良く除圧されている.

椎の変性疾患の進行は，ADL を下げることによって，その患者の治療を
妨げることにもなる.

　この症例でも，頸椎症性脊髄症で通院困難となりかけていたが，椎弓形
成術により，頸部痛や上下肢の知覚・運動障害は緩和され，通院の継続が
可能となった. がんという言葉や診断は，整形外科医の通常の診療に大き
な影響を与えることは否めない. しかし，現代においては，がんは進行期
でも長期生存をする患者が多く見られ，がん治療中の患者の運動器疾患に
対しては，慢性関節リウマチや心不全・腎不全あるいは高血圧や糖尿病の
患者と同じように慢性疾患ととらえて，全身状態や治療の経過によって手
術適応や対処を考えるべきであろう.

　　　以上，関節や脊椎，外傷などを専門とする整形外科医が，腫瘍整
　　形外科医と連携することによって対処した自験例 5 症例を提示し，
　　考察を加えた. がん患者の運動器疾患において，その痛みが本当に
　　がんの痛みなのかどうか，整形外科医は適切に判断する必要がある.
　　骨転移とその周辺の問題も含めて，本稿で記載した痛みの鑑別と対
　　処の実例が読者の参考になれば幸いである.

がん生存者のスポーツ活動をどう支えるか？

黒田良祐 [1]・荒木大輔 [1]・角谷賢一朗 [1]・酒井良忠 [2]

■スポーツ活動（ランニング）の継続を希望する長期予後が期待できる骨転移患者の変形性膝関節症に対して，高位脛骨骨切り術を施行した1例

　64歳，男性．スポーツ活動はマラソンとランニングを行っていた．2012年に左内側半月板部分切除の既往あり．2013年甲状腺乳頭癌に対して，甲状腺全摘術，両側頸部郭清術が施行された．上肢に機能障害は認めず．2018年4月に改善しない腰痛のため当院整形外科を紹介受診．第2腰椎に転移性骨腫瘍を認めた（**図1**）．下肢の神経症状は認めなかった．また，PET-CTにて他部位の転移巣は認めなかった．当院放射線腫瘍科にて2018年5月，強度変調放射線治療（54Gy）施行とともに，デノスマブの投与を開始．腰痛改善し，2018年10月には骨硬化の所見が認められた（**図2**）．経過中右膝の疼痛が増強し，単純X線像にて内側の変

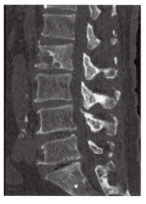

図1　2018年4月　腰椎CT像矢状断

1）神戸大学整形外科
2）神戸大学リハビリテーション科

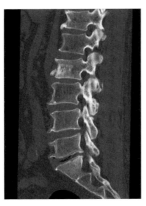

図2　2018 年 10 月　腰椎 CT 像矢状断

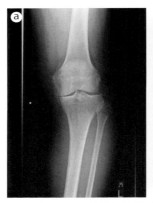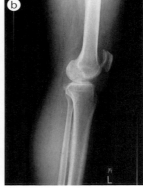

図3　2018 年 11 月　術前左膝関節単純 X 線像（a 正面像，b 側面像）

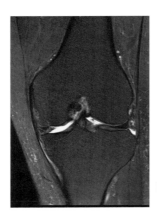

図4　2018 年 11 月　術前左膝関節 MRI 像（T2 強調像）

形性膝関節症を認め（**図3**），MRI（**図4**）にて，内側半月板の損傷，軟骨の損傷を認めた．

　新片桐スコア1点，徳橋スコア15点であり，長期の生命予後が見込まれ，スポーツ活動への復帰を希望したため，2019年2月，内反変形に対する右高位脛骨骨切り術，骨髄刺激，内側半月板部分切除術を施行した．術後経過問題なく（**図5**），2/3部分荷重にて退院，外来リハビリテーション治療を施行中である．骨転移を有しているがん生存者がスポーツ活動を希望する場合，長期予後が見込まれるならば，一般の患者と同様な手術治療を選択することで，患者のスポーツ活動への復帰や社会参加，ひいてはQOL向上をもたらすことができると考えている．

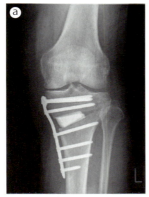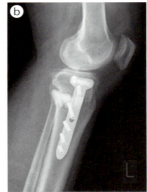

図5　2019年2月　術後左膝関節単純X線像（a 正面像，b 側面像）

●スポーツ活動者の高齢化

　スポーツ活動は，ヒトにとって運動機能の維持・向上のみならず，幸福度の向上や生きがいをもたらし，また社会参加やコミュニケーションの一つでもある．生涯スポーツ活動や健康意識の高まりから，壮年期以降もスポーツ活動への参加をする人口も増加しており，前十字靱帯再建術や半月板縫合術といったスポーツ外傷後の手術適応の年齢も上昇してきている．また超高齢社会を迎え，高齢者とスポーツ活動についても様々な考察がなされており，現在では，高齢者のスポーツ活動は一般的に推奨されるものであり，多くの高齢者がな

んらかのスポーツ活動を行っている現状がある．スポーツには様々な傷害が発生することがあり，それに対してスポーツ医は適切な対応をとる必要がある．スポーツ活動者の高齢化に伴い，ロコモをはじめとする様々な高齢者特有の運動器の問題があっても，スポーツ活動の継続を希望する患者に対して，そのデマンドに応えるような治療方法を含めた対応をとることも増えてきている．

●がん生存者のスポーツ活動

　一方で，スポーツ活動者の高齢化はがん罹患の可能性も増加していることと同義であり，また，がん罹患者数の増加，がん治療の進歩により，がん生存者が増加している現在，がん生存者が今まで続けてきたスポーツ活動を継続したいと考えることも増えてくるものと考えられる．このデマンドに対して，スポーツ医は適切に対応する必要がある．このような患者は一般的ながんロコモと呼ばれる状態よりも軽症な状態も身体機能的に軽症な場合もあるが，スポーツ傷害がん患者に対して，どのような治療方法を選択するべきか，まだ議論の余地がある．また若年のがん患者，いわゆる AYA 世代のがん患者については，長期予後が見込める場合があり，スポーツ活動への復帰を希望する可能性も高く，最近でも有名な水泳選手が白血病に罹患する事例があったように，ハイレベルなプレーヤーであっても，がん罹患のリスクは存在している．このような中で，スポーツ医はがん治療に無関心でいることができなくなっている現状がある．

●がん生存者に対するスポーツ活動のリスク管理

　がん生存者に対する運動については 2010 年に米国スポーツ医学会がガイドラインを出している．基本的に適切にリスク管理が行われた運動はがん治療にとっても有益な作用をもたらすことが示されているが，その中でも，がんそのものやがん治療による運動器障害と，心肺機能，血液学的な所見の適切な評価が重要である．特に，心肺機能については，抗腫瘍薬による心筋障害や間質性肺炎，血液学的には好中球数の減少と，貧血，血小板数の減少がリスクとなり，

主診療科との連携が必要となる．また，運動器障害としては，骨転移が主なリスクとなり，適切に評価する必要がある．ただし，このガイドラインでは，あくまでも運動であって，スポーツ活動ではないことに留意する必要がある．適切に管理された運動処方であれば，がん治療に有用であることは示されているが，スポーツ活動をどこまで許可してよいかについては記載されていない．いまだ，ケースバイケースで対応していく必要がある．

　一方，運動の中止基準としては，「がんのリハビリテーションガイドライン」などに示されているが，これはあくまでもリハビリテーション治療の中止基準であって，当然スポーツ活動の中止基準ではない．このため，施行するスポーツ活動の種類を勘案して，様々な制限をする必要があると考えられる．例えばコンタクトプレーがあるようなものは，非常に制限される可能性が高いであろうし，有酸素運動が中心のもので，身体の負荷が少ない範疇であれば制限は少なくてすむであろう．スポーツ活動者ががん治療を行う場合，どの時点で復帰が可能かについて，がんロコモの鑑別のほか，スポーツ医学的な観点と，がん治療学の観点から検討していかなくてはならない．

●がん生存者に対するスポーツ傷害の手術適応

　次に，がん患者がスポーツ傷害に対する手術的治療を希望した場合，まず，復帰するスポーツ活動を許可できる身体機能があり，リスクのある合併症が存在しないか，また生命予後を推測して，スポーツ傷害に対する治療期間を勘案して適応を判断する必要がある．がん治療やがんそのものにより，そのスポーツ活動を行うことが許可できなければ，スポーツ復帰に対する治療を行うよりは，がん治療を優先するべきである．しかし，がん治療やがんの進行が落ち着いており，長期予後が期待できるのであれば，スポーツ復帰に対する手術的治療を考慮できる．このときに，生命予後を判断する必要があり，例えば半月板を切除するのか，縫合するのかについても，患者の生命予後を考慮した対応が必要であり，これは，骨転移の手術と同様の考え方で良いものと考える．また乳癌，前立腺癌，甲状腺

癌といった，比較的長期予後が期待でいるがん種の場合，長期のスポーツ活動が可能であることもあるため，比較的長期の治療期間がかかる手術法を選択することもありうるであろう．また，スポーツ活動者の高齢化に伴い，例えば変形性膝関節症の治療に対してスポーツ活動の継続を望む患者に対して高位脛骨骨切り術を行うことがある．がん患者においても，生命予後を適切に判断して，提示した症例のようにスポーツ活動への復帰を目指して，治療期間のかかる手術方法を選択することも必要であると考える．また，若年者に多い，血液腫瘍のように，寛解や治癒が望めるがん種であれば，合併症などの有無を評価して，一般的なスポーツ傷害の治療と同じ対応で問題ない場合もあると考えられるが，抗腫瘍薬の長期的な副作用や慢性 GVHD による関節拘縮など，急性期医療では遭遇しづらい副作用もあるため，適切な知識と判断が必要となる．

●おわりに

超高齢社会とがん生存者の増加に伴い，スポーツ活動を継続するがん患者はこれから増加してくると考えられる．このような中でスポーツ医もがん治療に無関心ではいられなくなるものと推察される．スポーツ活動はがん患者の身体維持向上のみならず，社会参加に重要であり，スポーツのコミュニティの参加，レクリエーションなど，QOL 向上にも重要な役割を果たしている．このため，スポーツ医は，患者のデマンドと，生命予後，全身状態を適切に判断しながら，主診療科や緩和ケアチーム，リハビリテーション科などと連携し，スポーツ傷害に対する治療方針を決定した上でより良い方法を選択していく必要がある．

文 献

Schmitz KH, Courneya KS, Matthews C, et al：American College of Sports Medicine roundtable on exercise guidelines for cancer survivors. Med Sci Sports Exerc. 42：1409-1426, 2010.

関節リウマチとがんロコモ
─その時どう判断するか─

廣瀬　旬[1]・田中　栄[1]

■関節リウマチ治療中に卵巣癌を発症した症例

　58歳，女性．36年前に右手関節炎から発症した関節リウマチ（RA）の患者．14年前よりメトトレキサート（MTX）の投与を開始したが，7年前から全身の関節痛が強くCRP 2.84，ESR 60，MMP-3 212と炎症反応の上昇も見られたため生物学的製剤であるインフリキシマブの投与を開始．その後は低疾患活動性で推移していたが，5年前に撮影したCTにて卵巣腫瘍が疑われたたため婦人科受診，卵巣癌の診断となった．

　卵巣癌診断時のRA治療薬：MTX 6 mg/週，レミケード® 8 mg/kg/8

＜卵巣癌診断時画像＞

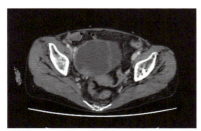

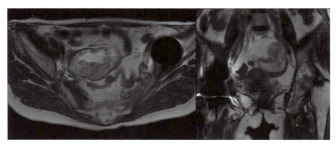

1）東京大学整形外科

＜卵巣癌診断時＞　　　　　＜卵巣癌手術後 4 年＞

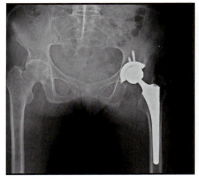 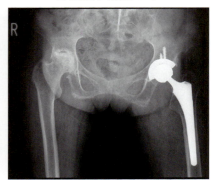

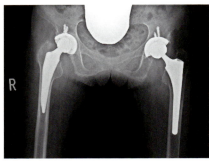

週.

　CT（上段）および MRI（下段）にて右付属器に径 10 cm 大の囊胞性の腫瘤が見られる.

　インフリキシマブは卵巣癌の診断時より中止とし，婦人科にて単純子宮全摘＋両側付属器切除＋骨盤・傍大動脈リンパ節郭清術を行った．術後，徐々に多発関節痛・腫脹が悪化し，血液検査上も CRP 1.96，ESR 51 と炎症反応が上昇した.

　特に右股関節痛の増悪が著しく，単純 X 線像上も関節破壊の進行が見られた（上段）ため，右人工股関節置換術を行った（下段）．右股関節痛および歩行障害は改善したが複数関節の腫脹および，CRP 2.16，ESR 57 と炎症反応の高値が継続しており，RA のコントロールは不良である．卵巣癌の術後 5 年が経過して再発の徴候がないため，現在は生物学的製剤の再導入を検討中である.

●最近の RA 患者の状況

　RA は関節の増殖性滑膜炎を主体とする全身性の自己免疫性炎症性疾患である．罹患率は約 0.5 ～ 1％とされ，本邦においての罹患患者は約 60 ～ 80 万人と推計されている．病因については近年の研究の進歩により少しずつ解明が進んでいるが，いまだ不明な点が多い．関節滑膜の炎症が継続すると骨および軟骨の破壊が進行し，成人における身体機能障害の主要な原因疾患となる．実際，我々の研究でも RA 患者では同年代の健常者と比較してロコモティブシンドロームの有病率が高いことが明らかになっている[1]．近年，生物学的製剤や JAK 阻害薬などの新しい治療薬の登場と寛解を目的とした治療戦略の出現により RA 治療は大きく進歩しており，患者の予後は著しく改善した．一方で，RA 患者の高齢化が進み[2]，高齢発症患者も増加していることから，様々な既往症や合併症を有する患者が増えている．このようなケースに対しては患者背景を考慮した治療戦略を立てることが重要となってくるが，残念ながら現時点においてそのような場合における治療指針は存在せず，個々の医師の判断に委ねられているのが現状である．

●RA 患者とがん

　RA 患者に対して抗リウマチ薬治療中に悪性腫瘍を発症した場合，治療に関して様々な問題が発生する．まず，抗リウマチ薬の多くは免疫抑制作用を有するため，治療の継続によりがん細胞に対する免疫も抑制してしまう恐れがある．特に抗腫瘍作用を有する腫瘍壊死因子（TNF）をターゲットとした製剤についてはこのような影響が懸念される．そのため，実際にがんを悪化させるとするエビデンスはないものの，抗 TNF 製剤使用中に悪性腫瘍の診断がついた時点では通常中止することとなる．

　では，悪性腫瘍の既往がある場合はどうか．海外からは TNF 阻害薬使用と固形臓器悪性腫瘍再発リスク増加との関連はなし[3]，生物学的製剤使用と二次性悪性腫瘍発生との関連はなし[4]との報告があるが，本邦では大規模な解析がないために関連については不明な点が多い．米国リウマチ学会の治療 recommendation 2015[5]で

は，固形臓器悪性腫瘍の既往のある患者には既往のない患者と同様のRA治療を推奨しているが，エビデンスレベルは低いのが現状である．

　また，MTXはもちろん，多くの抗がん剤はRAによる炎症を抑制する．そのため，化学療法中にRAのコントロールが改善することはしばしば経験されることである．このような場合，そのままRA治療が再開されず，結果的に関節炎が再燃してしまう恐れがある．さらに，近年話題となっている免疫チェックポイント阻害薬は特徴的な副作用として免疫関連有害事象をきたすことが知られている．自己免疫疾患のない患者に様々な免疫疾患を生じるが，自己免疫疾患患者においてはこれを悪化させる可能性がある．今後，RA患者にこのような薬剤を使用する機会も増えると考えられるため，適切な対策をとることが必要となる．

　近年，MTX投与中のRA患者にリンパ腫を含めたリンパ増殖性疾患が時に発症するという報告があり，MTX関連リンパ増殖性疾患（MTX-LPD）と呼ばれている．半数はリンパ節の腫大で見つかるが，残りの半数はリンパ節外の病変として見つかっており，通常のリンパ腫と比較して節外病変が多いのが特徴である．RA患者ではもともとリンパ腫の発症率が高いことが知られており[6]MTXの使用との関連は不明な点も多いが，少なくともMTXの中止により自然短縮するものはMTXの使用と関連していると考えられる．治療としてはまずMTXを中止として経過を見るが，これにより治癒傾向のない場合には生検にて診断を確定した上，化学療法が行われる．MTX-LPD発症後はRAの中心的治療薬であるMTXが基本的には使用不可となるため，その後のRAコントロールが問題となる．海外のガイドラインではリツキシマブを推奨しているが，本邦ではRAに対して適応外である．RA治療のアンカードラッグであるMTXが使用できなくなるため，他の従来型の抗リウマチ薬やステロイドによる治療を行うことも多いが，十分なRAのコントロールが得られずに関節痛および関節破壊の進行によってADLが低下することが危惧される．

●整形外科医の役割

　RA 患者が悪性腫瘍を発症した場合，症例に提示したようにもともとの RA による ADL 低下に加えてがんによる要因，十分な RA 治療が行えないことによる RA コントロールの悪化，それに伴う関節破壊の進行などにより急激に ADL および QOL が悪化することが懸念される．このような場合には ADL の低下をがんによるものと決めつけず，その原因をしっかりと見極めることが重要である．RA コントロールの悪化が原因であれば，使用可能な薬剤の中から適切なものを選択，場合によっては併用することによってできる限り活動性を制御する必要がある．また，関節破壊の進行によるものであれば適切な手術治療を行うことが整形外科医の重要な役割である．

　現在のところ，悪性腫瘍と RA および RA 治療についての知見をまとめると以下の通りである．

・RA 患者では悪性リンパ腫の発生率が高いとする報告が多い．固形癌については増加から減少まで報告はまちまちであるが大きな増減はないようでる．また，人種により異なる可能性がある．

・MTX は MTX-LPD 発生のリスクが言われているが，他の悪性腫瘍については増加するというはっきりとしたエビデンスはない．

・TNF 阻害薬は作用機序からは悪性腫瘍発生の増加が懸念されるが，今のところそれを示すエビデンスはない．また，悪性腫瘍再発リスク増加との関連も報告はない．

・TNF 阻害薬以外の生物学的製剤についてはまだ報告が少ないが，増加するというものはない．

　がん合併 RA 患者に対する RA 治療薬の選択や治療戦略については今のところ実用的な指針は存在せず，上記の知見に基づいて個々の医師の判断により手探りで行っているのが現状である．そのため，悪性腫瘍の悪化や再発を恐れるあまり，治療を過度に自粛することで疾患活動性を十分に制御できず，結果としてステロイドの多用や骨破壊進行などの不利益をもたらしている可能性がある．今後はさらなるエビデンスを蓄積して，目の前の患者に対してどう対応したら良いかを判断できるような指針やガイドラインを作成することが課題となる．

文 献

1） Izawa N, Hirose J, Fujii T, et al：The utility of 25-question Geriatric Locomotive Function Scale for evaluating functional ability and disease activity in Japanese rheumatoid arthritis patients：A cross-sectional study using NinJa database. Mod Rheumatol. 29(2)：328-334, 2019.

2） Saeki Y, Matsui T, Saisho K, et al：Current treatments of rheumatoid arthritis：from the'NinJa'registry. Expert Rev Clin Immunol. 8(5)：455-465, 2012.

3） Raaschou P, Soderling J, Turesson C, et al：Tumor Necrosis Factor Inhibitors and Cancer Recurrence in Swedish Patients With Rheumatoid Arthritis：A Nationwide Population-Based Cohort Study. Ann Intern Med. 169(5)：291-299, 2018.

4） Dreyer L, Cordtz RL, Hansen IMJ, et al：Risk of second malignant neoplasm and mortality in patients with rheumatoid arthritis treated with biological DMARDs：a Danish population-based cohort study. Ann Rheum Dis. 77(4)：510-514, 2018.

5） Singh JA, Saag KG, Bridges SL, Jr., et al：2015 American College of Rheumatology Guideline for the Treatment of Rheumatoid Arthritis. Arthritis Rheumatol. 68(1)：1-26, 2016.

6） Chang SH, Park JK, Lee YJ, et al：Comparison of cancer incidence among patients with rheumatic disease：a retrospective cohort study. Arthritis Res Ther. 16(4)，2014.

がん時代の
整形外科の役割

大学病院でのがん診療に求められる運動器マネジメント

佐藤信吾[1]・大川　淳[2]

●肺癌の治療と骨折の治療，どっちが優先？

■大腿骨頸部骨折の治療よりも肺病変の精査が優先されてしまった症例

　2年前に当院で肺癌の手術を受けた患者（78歳，女性）が転倒し，歩行が困難となった．自宅近くにあるA病院の整形外科を受診したところ，左大腿骨の頸部骨折と診断された（**図1**）．特に病的骨折を疑うような骨折部周囲の溶骨性変化は認められなかったが，精査の際に行ったCT検査で右肺の浸潤影を指摘された（**図2**）．

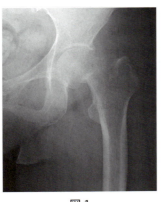

図1

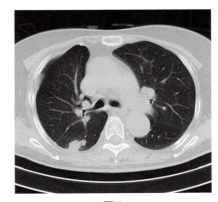

図2

　超高齢社会の到来とともに，骨粗鬆症患者もがん患者も増加している日本において，上記のような状況に遭遇するケースは珍しくな

1）東京医科歯科大学整形外科・腫瘍センター
2）東京医科歯科大学整形外科

い．もし読者の外来にこのような患者が来院した場合，どのような対処をするのがベストであろうか．腫瘍に詳しい整形外科医がいる病院であれば，その医師の意見を聞けばそれで済むことであるが，そのような医師が在籍している病院は多くない．

　上記の患者を診察したA病院のB医師（整形外科医）は，右肺の浸潤影は肺癌の再発の可能性があり，大腿骨の骨折は病的骨折の可能性があるのでは，と考えた．溶骨性変化が明瞭でない病的骨折もあるので，B医師の判断は誤った判断とはいえない．しかし問題なのは，B医師が作成した紹介状の内容である．B医師が書いた紹介状には，「CT画像で右肺に異常陰影が認められ，肺癌の再発が疑われます．<u>貴科での治療を優先すべきと考えましたので</u>，ご加療をよろしくお願い申し上げます．」と書かれていた．しかも紹介状の宛先は当院の呼吸器外科のみであった．その後，患者はすぐに当院呼吸器外科を紹介受診したが，紹介状には「肺癌の治療を優先すべき」と書かれているので，呼吸器外科の医師は2〜3週間かけて肺病変の精査を行い，「単なる術後の変化で肺癌の再発はない」という結論に至った．もちろん，この間，この患者は全く歩行ができず，痛みに耐えながら検査をこなしてきたのである．肺癌の再発がなかったということは，左大腿骨の頸部骨折も病的骨折ではなかったことになる．呼吸器外科から整形外科へ骨折の治療の依頼があったのは，当該患者が当院を紹介受診してから4週間後のことであった．

　大腿骨の頸部骨折を発症したら，なるべく早く手術をする必要があることは整形外科医であれば誰でも知っている．ところが，骨折が「がん患者」に発症すると，まるで腫れ物に触るような扱いをしてしまう整形外科医は少なくない．もちろん，がんも早期発見・早期治療が大切なので，肺の異常陰影の精査は急いで行う必要があるが，ADLやQOLの維持も重要であり，頸部骨折の手術を急がなければならないのは，がんがあってもなくても一緒である．

●骨転移はどの診療科が診るべきか？

　がんが原因で骨転移が発症するため，大半の病院において，各がんの診療科が骨転移のマネジメントも行っている．しかし，がん診

療科の医師は，抗がん剤治療や放射線治療によって，がんや転移が良くなっているのか，あるいは悪くなっているのかということに興味を注ぎがちであり，その患者の運動器のことまで配慮できる医師はあまりに少ない．また，骨転移の画像診断は放射線診断科の医師でさえ難しいことがあり，骨転移が見逃されてしまうことも少なくない．

　高齢化が進む日本においてがん患者は確実に増加しており，今や2人に1人ががんに罹患する時代と言われている．また，がんに対する治療法や治療薬も着実に進歩しており，がん患者の生存率は向上し続けている．以前は，がんになれば長く生きることは難しかったが，今や，たとえがんの根治が困難であっても，がんと共に生き続けることが可能な時代になってきている．

　がん患者の生存率の向上が意味するものは何であろうか．がん患者も寝たきりであっては，最適ながん治療を継続するのは難しい．しっかり通院治療を継続してもらうためにも，がん患者が自立した生活を送り，「立つ」・「歩く」といった動作を含め，最低限のADL・QOLを維持し続けることが重要である．また，長い間，担がん状態が続くと，骨転移が出現することも珍しくなく，近年は骨転移を発症する患者数も増加している．骨転移は，発症直後は無症状のことが多いが，進行すると疼痛，病的骨折，脊髄麻痺などを惹起し，時にはがん患者のADLやQOLを著しく低下させてしまう．

　このような時代背景において，がん患者の運動器のマネジメントをおろそかにしてしまうと，ADLやQOLが低下したがん患者が増加するだけでなく，見逃された骨転移による病的骨折や脊髄麻痺が次々とがん患者に発症し，患者や家族に多大な苦労を強いることになってしまう．また，脊髄麻痺は時に緊急手術が必要になることから，手術をする整形外科医の負担が増えることも間違いない．近年，がん患者に対するリハビリテーションの重要性が認識されつつあるが，対象ががん患者であろうとなかろうと，運動器マネジメントの重要性を最も熟知している診療科は整形外科（リハビリテーション科を含む）しかない．また，整形外科医は常日頃から，骨の画像に見慣れており，骨転移以外の疼痛を誘発する運動器疾患を山ほど

知っており，運動器の疼痛を軽減させるための治療方法（手術療法，薬物療法，理学療法，装具療法など）に熟知している．それ故，画像を見て骨転移があるのかないのか，患者の痛みが骨転移が原因かどうか，骨転移の患者をどのくらい動かしてよいのか，装具が必要かどうか，などを適切に判断できるのは整形外科医だけなのである．がん患者の痛みの原因が肩関節周囲炎や変形性関節症であるにも関わらず，その近くに骨転移があるという理由で，オピオイドが不必要に増量されてしまっているケースも少なくない．がん診療となるとおよび腰になってしまう整形外科医がまだまだ多いのが現状であるが，適切ながん診療を行うためには，今や整形外科はなくてはならない存在なのである．

●東京医科歯科大学における診療科横断的骨転移診療システム
◉医歯学融合診療科横断的骨転移診療システムの構築とその効果

　骨転移は進行すると時には患者の QOL を著しく低下させてしまうため，骨折や麻痺のリスクが低い早期に骨転移を発見し，早期から骨修飾薬投与などの治療を開始することが，骨転移患者の QOL 維持のために重要である．

　東京医科歯科大学医学部附属病院では，まず 2011 年に骨転移専門外来を整形外科に開設した．2019 年 4 月現在，4 名の整形外科医（腫瘍グループから 2 名，脊椎グループから 2 名）が骨転移専門外来を担当している．骨転移外来の主な役割は，骨転移の有無の診断，病的骨折や脊髄麻痺のリスク評価，手術・放射線治療・生検の必要性の判断，安静度や荷重制限に関する提案，装具の必要性の判断などである．また，各がん診療科，放射線治療科・診断科，歯科，リハビリテーション科，緩和ケアチームなどと協力して骨転移患者の診療を集学的に行う体制づくりにも尽力した（図 3）．

　2014 年 11 月には骨転移院内診療マニュアルを作成し，整形外科が骨転移診療に積極的に関わっていることをアピールするとともに，各がん診療科に骨転移の早期発見・早期治療介入を奨励した．骨転移による病的骨折や脊髄麻痺を阻止するためには，骨転移を早く発見することが特に重要である．そこでマニュアルには，遠隔転

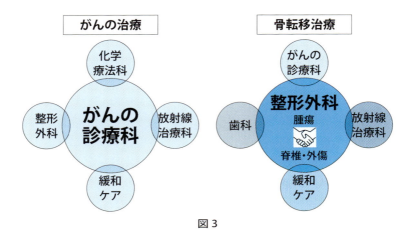

図 3

移のリスクのあるがん患者には定期的に PET や骨シンチグラフィーなどのスクリーニング検査を実施することや，腰背部や四肢の疼痛を継続的に訴えるがん患者には積極的に疼痛部の画像診断を行うことを盛り込んだ．また，当時は「骨転移の治療は有害事象が生じてから」と考えるがん診療科の医師が多かったため，骨転移が認められた場合は症状の有無や病変の大きさに関わらず，積極的に骨転移外来に紹介するようお願いをした．

　2016 年 4 月からは骨転移キャンサーボードを月 1 回開催し，各がん診療科医師，放射線治療科・診断科医師，歯科医師，緩和ケアチーム，看護師，薬剤師などの多職種を交えて，骨転移を有するがん患者の治療方針や治療経過について議論するとともに，チーム医療の重要性について医療スタッフを啓蒙している．また，医学部生に対する骨転移教育も重要であり，本学では，医学部第 3 〜 5 学年に骨転移に関する講義を導入した．

　上記の取り組みにより，骨転移専門外来開設以降，整形外科医が関わる骨転移症例が増加し続けている．また，早期発見・早期治療介入を推奨した結果，骨転移の早期から骨修飾薬が開始される患者数が急増した．さらに，脊椎転移による脊髄麻痺に対して年間 6 〜 10 例行われていた緊急手術数が，2015 年は 3 例，2016 年以降は 1 〜 2 例と顕著に減少しており，本学の取り組みが，がん患

者の QOL 維持に大きく貢献していると言える.

◉ 骨転移診療におけるリハビリテーション科との連携

　　骨転移がある患者はなるべく安静にさせた方が良いと考えている医療スタッフはまだまだ多く，不必要な床上安静を強いられている骨転移患者は少なくない．もちろん切迫骨折や切迫麻痺の患者には安静や荷重制限が必要となるが，実際は骨転移の部位，数，大きさは患者ごとに異なるため，患者ごとに適切な安静度を設定する必要がある．外来に通院する骨転移患者の約半数は骨転移に起因する症状は何もなく，大半のケースで荷重制限や運動制限は不要であり，むしろがん治療に伴う活動性の低下による体力や筋力の低下を防ぐために，積極的なリハビリテーションの介入が推奨される.

　　近年，がん患者に対するリハビリテーションは注目されつつあり，診療報酬においても「がん患者リハビリテーション料」が算定可能となっている．本学においても，患者ごとに適切な安静度を設定した上で，理学療法士や作業療法士と連携して，骨転移患者のリハビリテーションを行っている．がん患者が治療を継続するためには，患者の生活機能と QOL が維持されることが極めて重要であり，骨粗鬆症やサルコペニアなどで移動能力が低下した一般の整形外科の患者と同様に，がん患者に対しても運動器を考慮したがん治療が必要不可欠である.

◉ 歯科との連携による顎骨壊死予防

　　骨転移に対して早期から骨修飾薬を投与することが推奨されているが，骨修飾薬の長期投与は，顎骨壊死，大腿骨非定型骨折，腎機能障害などの有害事象を誘発することがあるため注意が必要である．特に，顎骨壊死は発症頻度が 0.7 〜 15.5％と，比較的頻度が高い副作用であり，骨修飾薬の累積投与量に比例して顎骨壊死のリスクが上昇することや，骨修飾薬投与中の抜歯により顎骨壊死のリスクが上昇することが知られている．顎骨壊死は一度発症すると根治が難しく，「食べる」という機能が失われることで，患者は QOL の低下が余儀なくされる.

本学では歯学部附属病院があるという強みを活かし，2014 年11 月より高齢者歯科学分野のスペシャルケア外来部門と連携し，骨修飾薬投与前の口腔内診察システムを導入した．動揺歯など近い将来，抜歯のリスクがある場合は，骨修飾薬投与開始前に積極的に抜歯をしてもらい，抜歯部の上皮化が完了してから骨修飾薬の投与を開始するようにしている．さらに，骨修飾薬投与中に患者が歯痛を訴えた場合は，すみやかに歯科を受診してもらい，顎骨炎や顎骨壊死の有無を確認してもらっている．このような取り組みにより，本学では骨修飾薬の投与を受けた骨転移患者における顎骨壊死の発症率が 1％程度と低い発症率を維持できており，顎骨壊死による患者の QOL 低下を防ぐには，歯科との連携が極めて重要であると考えている．

◉緩和ケア病棟における運動器マネジメント

東京医科歯科大学は，2017 年 4 月 1 日に緩和ケア病棟（計 15 床）を開設し，すでに抗がん剤治療などの積極的がん治療の適応から外れたがん患者に対し，残された人生において自分らしい時間を過ごしてもらうための治療およびケアを提供している．骨転移を有する入院患者も多く，痛みに対する治療はもちろんのこと，病的骨折や麻痺リスクの評価も重要である．骨折や麻痺した状態で，人生の最期を迎えたい人は誰もいないわけで，それは緩和ケア病棟の入院患者も同じである．

また，リハビリテーション科との連携の上，緩和ケア病棟の入院患者にも積極的にリハビリを行っている．緩和ケア病棟の患者にリハビリを行っている施設はまだまだ少ないが，「もう最後だから」という理由で運動器のマネジメントが軽視されて良いはずがない．痛みや呼吸苦の程度は患者によって異なるが，現在の状況や患者の希望をしっかり把握し，可能な限り最高の ADL・QOL の実現を目指している．

●骨転移診療はチーム医療が大切！

骨転移は整形外科医が診るべき疾患であることは前述した通りで

あるが，整形外科医だけが診る疾患ということではない．がん患者の「骨」や「運動器」を管理する役割を担うのが整形外科医ということであり，各がんの診療科，放射線科，歯科，リハビリテーション科，緩和ケアチーム，看護師，臨床心理士をはじめとする，がん患者に関わるあらゆる職種の方々との連携なくして，最適な骨転移診療を行うことは難しい．また，整形外科内においても，腫瘍グループ，脊椎グループ，外傷グループの連携は必要不可欠であり，病的骨折や脊髄麻痺に対する手術が必要になった場合は，各グループの知識・技術を結集し，ベストなタイミングでベストな手術を行うことが重要である（**図3**）．最近，緩和ケア病棟に入院中であった患者で，本学におけるチーム医療が患者のQOL改善に大きく寄与した症例を経験したので紹介する．

■骨転移に対するチーム医療により進行期がん患者のQOLが大きく向上した症例

症例は78歳の男性で，右腎癌に対して11年前に腎摘除術が行われた．しかしながら，術後に遠隔転移が出現し，抗がん剤治療を継続したものの，肺転移，脳転移，骨転移は増悪し，Best Supportive Care（BSC）の方針となった．当院の緩和ケア病棟に入棟する予定であったが，ある日，自宅で転倒してしまい，翌日，当院を受診したところ，左大腿骨転子下に病的骨折が認められた（**図4**）．骨折に対して手術が必要な状況であったが，肺炎の増悪と進行性の胸水貯留があり（**図5**），腎機能も透析寸前という

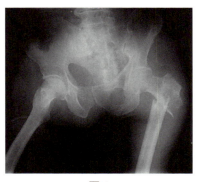

図4

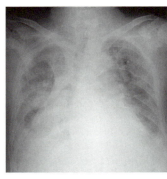

図5

状態であった．泌尿器科の主治医によると「予後は1か月」という判断であった．

　骨折部の転位も著しく，骨片が皮膚を突き破ってしまいそうな状態であったため，整形外科としては手術をしてあげたい状態であったが，肺炎の増悪などがあり，麻酔科との協議の上，手術は行わない方針となった．そのまま緩和ケア病棟に入院することになり，スピードトラック牽引や硬膜外麻酔による疼痛コントロールが試みられた．しかし，体動時痛が著しく，十分なベッドアップもちょっとした体位変換も困難であり，患者本人もケアをする看護師も大変な状況が続いた．

　やがて，患者本人と家族からの「手術をして下さい．もうこの痛みに耐えられません．」という希望が日に日に強くなり，また，幸いにも肺炎が少し落ち着いてきたため，麻酔科医，泌尿器科医，整形外科医，緩和ケアチーム，担当看護師らが何度か集まり，手術が可能かどうかの議論が交わされた．術中死の可能性もゼロではないため，患者・家族には「何があってもおかしくない．もしかして死期を早めてしまうかもしれない．」ということは重ね重ね説明したが，「どうせ人生は残り少ないんです．痛みがとれる方法があるのであれば何でもしたいです．最後に座ってごはんを食べたいんです．」という患者の強い希望が変わることはなく，ついに麻酔科が硬膜外麻酔と脊椎麻酔の併用で手術（髄内釘固定術）を行うことを許可した．

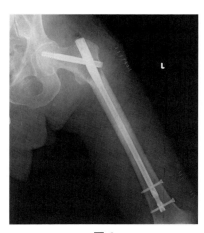

図6

腎癌の骨転移病変は血流が豊富であるため，十分な輸血を用意し，できるだけ短時間で手術が終わるように，疾患の特徴を踏えた周到な準備の上，手術に望んだ．やはりリーミングの際に，病変から700 mL近い血液が一気に流出したが，麻酔科医の適切な麻酔管理のおかげで，大事に至ることはなく，なんとか手術を終えることができた（図6）.

　術前はよほど痛みが強かったためか，術後は痛みを訴えることがほとんどなく，リハビリテーション科の介入もあり，介護下での車椅子へのトランスファーが可能となった．術後ほどなくして，念願の「座ってご飯を食べる」ことが可能となり，チーム医療のおかげで患者のADL・QOLは飛躍的に向上した．また，入院当初は「予後1か月程度」ということであったが，術後は53日間生存し，痛みから解放された最期を送ることができた．「予後3か月未満は手術適応ではない」という発言をする整形外科医をときどき見かけるが，筆者らはたとえ予後1か月であっても，手術に耐えられる全身状態で，かつQOLが向上する公算が大きければ，手術をする価値は十分あると考えている.

●おわりに

　本稿では，がん診療における整形外科医の役割と運動器マネジメントの重要性について概説した．また，本学における骨転移診療の取り組みを紹介し，骨転移患者のQOLを維持するためには，早期からの骨転移に対する治療介入，亡くなる直前までの運動器マネジメント，整形外科を中心とした診療科横断的診療体制の構築などが重要であることを記した．しかし，1つ考えなければならないことは，これらの取り組みは大学病院だからこそできたことである．残念ながら，全国のどの病院でもこのような体制が構築できるわけではなく，必要十分な診断・治療を受けることができていない骨転移患者が日本中に存在している．腫瘍を専門とする整形外科医がいない病院におけるがん患者の運動器マネジメントや骨転移診療のレベルをどう向上させていくかは今後の課題であるが，全国の一般の整形外科医が「がん」に対する苦手意識を克服し，運動器という観点からがん患者と向き合う機会を少しでも増やしてくれることを切に願っている.

変わりゆく「がん診療」における整形外科の新たな役割

高井信朗[1]・北川泰之[1]

■がん治療の進歩：多発性骨転移後も長期生存（PS 0）の肺癌症例

　76歳，男性．4か月前に右鼠径部痛が出現，近医整形外科から両大腿骨近位部骨転移の疑いで当科を紹介受診した．初診時，右鼠径部痛に加え，右大腿・下腿・足関節部痛を認め歩行困難であった．全身検索にて，肺癌，多発リンパ節転移，全身性の多発性骨転移を認めた．

＜骨転移診療開始（初診）時＞

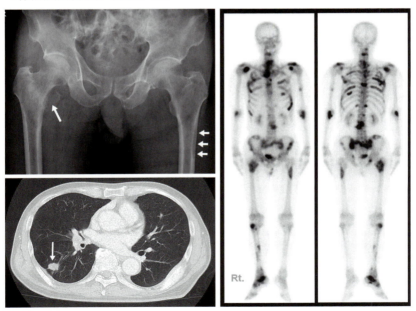

　股関節単純X線（左上）にて右大腿骨小転子の病的骨折を認め大腿骨

1）日本医科大学整形外科

近位部の切迫骨折状態である．また，左大腿骨転子下の溶骨性変化を認める．骨シンチグラフィー（右）で，多くの骨転移を認める．胸部 CT（左下）にて右下葉に肺癌を認める．

　両大腿骨近位部と右踵骨に病的骨折のリスクを認めたため，両大腿骨を髄内釘にて固定し，右下腿 PTB 装具を装着し，デノスマブの投与を開始した．術後の組織学的検査によって EML4-ALK 融合遺伝子が検出され，呼吸器内科より分子標的治療薬アレクチニブの投与が開始された．術後放射線療法は施行しなかった．その後，骨転移部に骨新生を認め，肺癌は縮小した．治療開始後 3 年半の現在，アレクチニブの投与は継続され，腫瘍の再増殖を認めず，ADL は病前の状態に回復し performance status（PS）0 である．

＜治療後＞

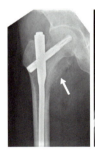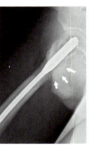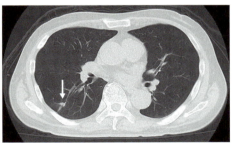

　治療後 3 か月後の単純 X 線（左）にて小転子部に造骨像を認める．また，治療後 3 年半の胸部 CT（右）にて肺癌は小結節大に縮小している．

●変わりゆく「がん診療」

　　　近年，がん診療は急速な変化を遂げ，骨転移診療に関しても以下のような変化が見られる．

- ・人口の高齢化に伴いがん患者，および，骨転移患者は増加している．
- ・分子標的治療薬など新しい抗腫瘍薬が次々と開発されており，骨転移後も長期生存する患者が増加している．
- ・骨修飾薬は骨転移の増悪をある程度抑制する．

- PET–CT など新しい診断法が普及し骨転移の検索能が向上している.
- 放射線療法のバリエーションが増加している.
- 整形外科的手術手技や手術器械が進歩している.
- がん患者のリハビリテーションが重要視され，また，保険診療上算定も可能になり，骨転移患者のリハビリテーションが増加している.
- がん診療連携拠点病院が制度化され，院内全体キャンサーボードの設置と専門チームとの連携が推進されている.

●骨転移診療の変化に応じた整形外科の取り組み方とは

　国民の半分ががんに罹患する時代となり多くの骨転移患者に対応する必要性が生じている．また，がん治療の進歩により骨転移患者の治療期間が延長し整形外科的治療を長期にわたり行う必要がある．骨転移の症状および合併症である激烈な疼痛，病的骨折，脊髄麻痺などは，ADL の低下，ひいては予後の悪化を招く．また，骨転移患者の多くは原発がんの治療歴があるため筋力低下，骨粗鬆症が進行しており，同時に多くは高齢者であり整形外科的加齢疾患を抱えている．したがって，何より骨転移の早期診断，早期治療，そしてその後の整形外科的マネジメントが重要になる.

　それらに対応するためには，①より多くの整形外科医が骨転移の診療に精通すること，②原発科医と原発科病棟看護師が骨転移に対する理解を深め，なるべく早く整形外科に紹介すること，③両者のスムーズな連携関係を築くことが必要である.

●より多くの整形外科医が骨転移の診療に精通するためには

　卒前・卒後教育を行うことと研修の機会を設けることが必要である．骨転移キャンサーボードに参加することも一つの方法である．現在は骨転移患者を骨転移担当医に集約するシステムが多いと思われるが，将来的にはほとんどの整形外科医が骨転移の診療に精通することが期待される．整形外科医の少ない中小の病院でも骨転移の患者は多く存在し，整形外科診療を必要としている.

●原発科医と原発科病棟看護師が骨転移に対する理解を深め，なるべく早く整形外科に紹介してもらうためには

　院内で骨転移の講演を聴いてもらうことや，骨転移キャンサーボードや個々の患者の診療を通じて整形外科医が原発科医・原発科病棟看護師と話し合うことが骨転移に対する理解を深める上で重要である．医療機関によっては骨転移に関するマニュアルを作成し原発科に配布することも行われている．また，なるべく早く整形外科に紹介してもらうための工夫として，骨転移キャンサーボードのコアメンバーであるリハビリテーション科，緩和ケア科から連絡してもらっている．医療機関によっては整形外科医が定期的に原発科病棟を回診する方法や，放射線科と協力して画像診断結果から骨転移患者を抽出する方法などが行われている．

●原発科医・原発科病棟看護師と整形外科とのスムーズな連携関係を築くためには

　「より多くの整形外科医が骨転移の診療に精通するためには」と「原発科医と原発科病棟看護師が骨転移に対する理解を深め，なるべく早く整形外科に紹介してもらうためには」の項で述べたことが良好な関係を築く上でも重要である．さらに，整形外科に紹介しやすいように，骨転移キャンサーボード，骨転移外来，骨転移担当の整形外科医などの周知を図ることが重要である．

●がんの集学的治療・ケアのための，院内全体キャンサーボード，がん種ごとの多科合同カンファレンス，各種専門チーム

　院内全体キャンサーボードはがん診療連携拠点病院の必要条件であり，当院では診療科間や職種間の連携を推進し医療レベルの向上に貢献している．がん種ごとのカンファレンスも自発的に行われ，関連する科や職種が参加し成果をあげている．また，緩和ケア，栄養，感染制御，褥瘡をはじめとした多くの専門チームがあり診療を支えている．これらの取り組みによって院内のがん診療は格段の進歩を遂げている．骨転移キャンサーボードもそのような取り組みの一つである．

●骨転移キャンサーボードは多科連携的および専門チーム的側面を持っている

　骨転移キャンサーボードは，扱う対象が悪性腫瘍でありかつすべての原発科と関連しているという点においてはキャンサーボード的な側面がある一方，部位が骨に限定しており専門的な知識と経験を要するという点においては専門チーム的な側面もある．

●骨転移キャンサーボード・骨転移外来

　一般に，骨転移キャンサーボードは月に 1 〜 2 回の頻度で開催され，課題のある骨転移患者について多科，多職種で検討する．一方，多くの骨転移患者の診療は骨転移外来を中心として行われる．骨転移外来では原発科とともに患者を併診していくことにより，早期治療が可能となり病的骨折や脊髄麻痺を予防し，また，その他の整形外科的治療も行われる．骨転移キャンサーボードのあり方は医療機関によって様々であるが，より頻回に開催することによってより多くの骨転移患者の治療計画を検討することが可能になる．

●当院の骨転移キャンサーボード・骨転移外来の概要は

　当院における骨転移キャンサーボードは 2016 年から毎月 1 回のペースで行われている．検討時間は約 1 時間で，検討患者数は 2 〜 3 人，場所は病棟に隣接するカンファレンス室で，参加メンバーは整形外科医，リハビリテーション科医，理学療法士，作業療法士，言語聴覚士，緩和ケア科医，緩和ケア科看護師，原発科医，病棟看護師，放射線治療医，薬剤師，医療ソーシャルワーカーなど約 20 人である．整形外科医が司会を担当し，原発科医が症例提示を行い，全員で問題点を検討する．検討患者は何らかの課題のある骨転移患者で，骨転移外来，リハビリテーション科，緩和ケア科，原発科，病棟看護師などから検討を依頼される．検討内容は，症状の緩和，治療方針，転院や退院を含めたゴールの設定などである．骨転移キャンサーボードの効果は，診療科・職種横断的な診療により問題点が整理され個々の患者に利益をもたらすことは当然であるが，その他にも院内の医療従事者の骨転移に対する認知の向上，原発科医・病

棟看護師との認識の共有，回を重ねるにつれてのコアメンバーの知識，経験の蓄積など多くのものがある．

　当院の骨転移外来は 2014 年から施行している．患者は各診療科からのコンサルテーションと院外からの紹介患者である．外来は週に 1 日で，個々の患者の通院間隔は様々であるが，状態が安定している患者の場合 3 ～ 4 か月に 1 回としている．救急対応が必要な場合もあるので，骨転移担当医は外来以外の日でも連絡を受けられるようにしている．

●骨転移外来におけるコンサルテーションの目的はどんなものが多いか

　骨転移と診断して良いか否か，また，担がん患者における疼痛の原因は何かなど骨転移の診断（±治療）に関するものが最も多く，次に治療，安静度評価に関するものが続き，これらは年々増加している．他に，装具，生検，身体障害者診断書記載の依頼などがある．

●骨転移に対して積極的な取り組みを行うことによって診療にどのような変化が生じるか

　当院にて骨転移キャンサーボードや骨転移外来など積極的な活動を始めてから，当科骨転移新患数は 2014 年が 61 人，その後 80 人，84 人，105 人，他科からのコンサルテーションのべ回数は 2014 年が 71 回，その後 95 回，118 回，153 回と年々増加している．コンサルテーションは特に通院患者のコンサルテーションが増加している．また，科別では呼吸器内科，泌尿器科，血液内科，消化器内科，乳腺科など元来骨転移患者の多いとされる科からのものが増加している．手術件数も 2014 年が 10 人，その後 11 人，8 人，20 人と増加している．骨転移外来初診時における著明な疼痛，病的骨折，麻痺の有無などの合併割合は減少傾向である．

●骨転移の診断は実はとても難しい

　原発科医の信頼を得る上で重要なことは，骨転移の患者一人ひとりを親身になって診断，治療，経過観察していくことであるが，骨

転移の診療を始める際にまず注意すべき点が診断である．例えば，がんの既往のない患者の骨転移を初診時に問診と身体学的所見のみから骨転移と診断することは極めて困難である．骨転移患者の年齢，初期症状，初期経過が整形外科の一般的な疾患である変形性脊椎症や脊柱管狭窄症などと類似しているためである．また，診断の困難さは単純 X 線検査の診断感度の低さにも原因がある．がんの既往のあるなしに限らず，疼痛が著明な高齢者では単純 X 線で所見が認められなくても早期に MRI を行うようにしている．さらに，診断が確定した頃には病的骨折や脊髄麻痺へと急速に進行していく場合が多いので，診断時には必要な免荷処置や治療を迅速に行うことが重要である．

■肺癌の骨転移を MRI で早期に診断・治療した症例

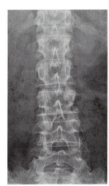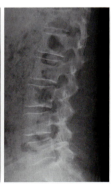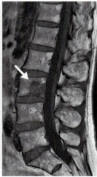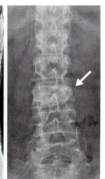

　63 歳，女性．肺癌に対して化学療法中であったが，2 か月前から誘因なく腰痛が出現，増悪するため，当科に紹介された．単純 X 線（左）で明らかな骨転移を認めなかったが疼痛が著明なためただちに MRI（右）を撮影し第 3 腰椎骨転移と診断，コルセット装着と放射線療法を行った．照射開始後 2 か月で腰痛は消失した．治療後 4 か月の単純 X 線（右端）では造骨性変化と片側圧潰の所見を認める．

●運動器の疼痛の原因検索は整形外科医に最も期待される役割の一つ

　　骨転移の症状としても最も多いのが疼痛である．疼痛には罹患部痛，末梢神経浸潤による痛み，関連痛がある．また，骨転移には溶骨性，造骨性，混合性，浸潤性があり，造骨性では骨折を生じない限りあまり疼痛を生じない．股関節や大腿骨近位部に病巣がある場合には下肢に疼痛が出現することがある．背部痛の原因が頸椎や胸椎の転移であることもあれば肋骨や肩甲骨の転移であることもある．身体学的所見と画像所見が合致しない場合は MRI などで精査を早急に行うようにする．

■頸椎症性神経根症が疑われ紹介されたが身体学的所見から骨転移が疑われ早急に MRI を行い診断した症例

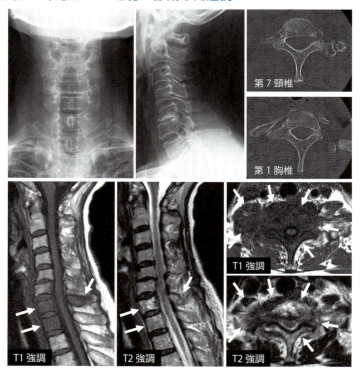

80 歳, 男性. 膵癌, 肺転移で化学療法中, 頸部痛, 右手のしびれが出現, 食事をするのが困難になったため整形外科を受診した. 後頸部〜上背部痛, 右前腕〜手のしびれ, 頸椎の可動域制限を認め, 手指の屈伸筋力が低下していた. 前医で施行した単純 X 線検査 (上左), 頸椎 CT (上右) では溶骨性変化などを認めなかったが, 身体学的所見から転移による多神経根障害を疑い MRI (下) を緊急に施行したところ第 7 頸椎, 第 1 胸椎骨転移による多神経根障害と診断, 放射線療法を施行した. 放射線療法後疼痛は軽快し麻痺の進行も抑制された.

●おわりに

　　近年の骨転移患者の増加, 骨転移後の長期生存という時代の変化に対して, 整形外科医は早期診断, 病的骨折・脊髄麻痺の予防, 早期治療, その後のマネジメントに携わる必要がある. そのためにはより多くの整形外科医が骨転移の診療に精通すること, 原発科医と原発科病棟看護師の骨転移に対する理解を得ること, そして, 両者と良好な連携関係を築くことが重要である. 骨転移キャンサーボードと骨転移外来は有効な具体的方法の一つである. 整形外科の骨転移診療体制の充実とより多くの原発診療科医と看護師に骨転移への理解を得ることが今後の重要な課題である.

骨軟部腫瘍専門医不在の骨転移診療で整形外科が成しえること

橋本光宏[1]・山縣正庸[1]

■原発不明がん頸椎転移の 1 例

70 歳，女性．約 1 か月前から頸部痛を自覚した．その後，四肢不全麻痺が出現し，麻痺が徐々に進行し歩行不能となった．自宅での生活が困難となり，当院に救急搬送された．既往は高血圧症で内服治療中であった．がんの治療歴はなく，検診での指摘もなかった．精査加療目的にて当科に入院となった．両下肢腱反射は亢進しており，左側優位の四肢不全麻痺であり，改良 Frankel 分類 C1 に相当した．

Barthel Index は 0 点，performance status（PS）は 4 であった．神経学的には頸椎部での脊髄障害が疑われた．頸椎 CT では C6 にて全周性に溶骨性の変化，左側 C5 外側塊にも溶骨性の変化を認めた（**図 1**）．頸椎 MRI では C6 椎体レベルにおいて全周性の脊柱管狭窄，脊髄圧迫を認め，T2 強調像にて脊髄内に高信号変化を認めた（**図 2**）．以上の画像所見からは転移性脊椎腫瘍が疑われた．しかし，この時点では原発不明であった．

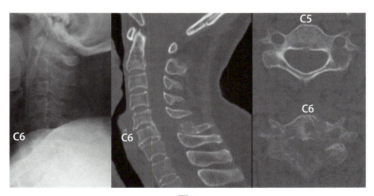

図 1

1）千葉労災病院整形外科

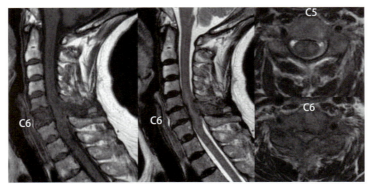

図2

＜原発不明がんの精査＞

　血液検査を行ったところ，腫瘍マーカーの CEA が 64.0 ng/mL と異常高値であった．胸部 X 線検査および CT 検査にて左肺上葉の肺癌の診断となった（**図3**）．呼吸器内科にて気管支鏡検査を行い，病理組織検査にて肺腺癌，EGFR 遺伝子変異陽性であった．stage Ⅳの肺腺癌であり，EGFR チロシンキナーゼ阻害薬投与の適応があると判断された．

＜スコアリング・システムによる評価＞

　徳橋スコアは6点（予後予測6か月未満），新片桐スコアは4点（生

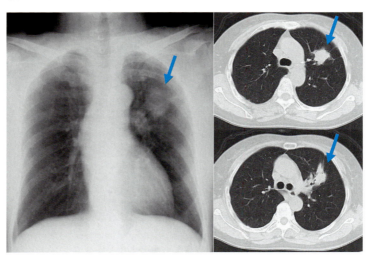

図3

存率 6 か月 74%，12 か月 50%，24 か月 28%），spinal instability neoplastic score（SINS）は 11 点（軽度不安定性あり）であった．

＜キャンサーボードでの治療方針検討＞

　四肢麻痺が進行しつつあり，頸椎に対する手術治療が必要と判断された．切迫する四肢麻痺に対して先に整形外科にて頸椎に対する手術治療，リハビリテーション治療を行い，機能障害からの回復および ADL の改善を目指し，PS の改善を図った後に呼吸器内科にて EGFR チロシンキナーゼ阻害薬（ゲフィチニブ）投与を行う方針とした．

＜骨転移に対する治療＞

　手術は C3-T1 後方除圧固定術を行った．C5 および C6 は椎弓切除を行い，脊髄除圧を行い，C3，C4，C5（右側のみ）外側塊スクリュー，C7 および T1 椎弓根スクリューとロッドによる後方固定を行った．術後よりデノスマブ投与を行った．術後 6 か月にて CT では骨転移部の骨硬化を認め（図 4），MRI にて脊髄除圧は良好であった（図 5）．

　術後より離床し，リハビリテーション治療を行った．四肢麻痺は徐々に回復し，術後 1 か月にて歩行器歩行が可能となり，改良 Frankel 分類 D1，Barthel Index 50，PS 2 に改善した．回復期リハビリテーション病院に転院し，3 か月間リハビリテーション治療を行った後に自宅退院となった．自宅退院時には独歩可能であり，ADL は自立し，趣味のカラオケにも行けるほどに回復しており，改良 Frankel 分類 D3，Barthel Index 100，PS 0 であった．

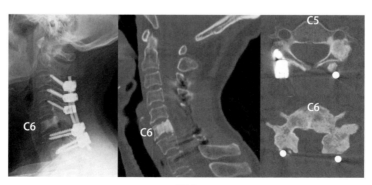

図 4

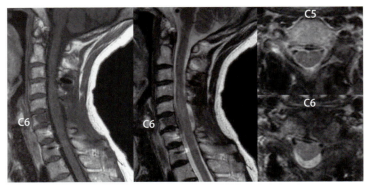

図5

<肺癌に対する治療と経過>

　術後2週より，ゲフィチニブ投与を行った．ゲフィチニブ投与後肺癌は縮小（PR）した．術後1年で腫瘍マーカーが再上昇し，呼吸器内科医よりセカンド・ラインの治療法が提示されたが，希望しなかった．術後2年10か月で永眠したが，永眠する直前まで歩行可能な状態を維持できていた．

●初診時原発不明がん骨転移患者に対する集学的治療

　　原発不明がんの骨転移で整形外科を初診するがん患者は少なくない．本症例では運動器障害の評価のみならず原発不明がんの検索を行い，原発診療科とカンファレンスを行い，治療方針を検討した．先に脊椎転移に対する手術治療およびリハビリテーション治療を行い，ADLおよびQOLの改善を図った．ADLおよびQOLの改善はPSの改善を意味し，化学療法継続を可能とする．化学療法継続は生命予後改善につながりうる．診療科横断的に（原発診療科，整形外科，リハビリテーション科，放射線科，緩和ケアチームなど），多職種（医師，看護師，理学療法士，作業療法士，薬剤師，医療ソーシャルワーカーなど）連携によるアプローチが必須であり，キャンサーボードが極めて有用である．

■大腿骨頸部病的骨折に対して手術治療を行った 1 例

　77 歳，女性．8 年前に当院婦人科にて子宮内膜間質肉腫の診断で子宮
単純全摘術および両側付属器切除術が行われていた．術後化学療法を併せ
て行ったが，3 年前からは化学療法を中止していた．右胸壁転移に対して
放射線療法が行われていた．多発肺転移，膵転移もあった（**図 6**）．自転
車で転倒してから左股関節痛を自覚し，左股関節痛による歩行困難を主訴

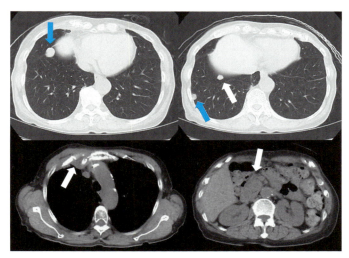

図 6

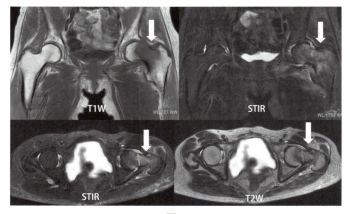

図 7

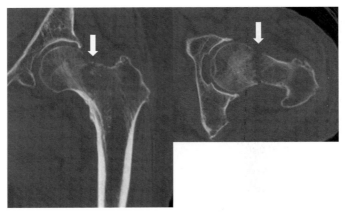

図8

に当科を受診した．股関節MRIにて左大腿骨頸部にT1強調像にて低信号，STIRにて高信号の領域を認め（**図7**），股関節CTにて左大腿骨頸部骨折を認めた（**図8**）．骨転移による病的骨折と診断した．新片桐スコアは6点（生存率6か月74％，12か月50％，24か月28％）であった．

＜治療方針の検討＞

　本症例は千葉県がんセンターの骨軟部腫瘍専門医にコンサルトし，治療方針について相談した．多発肺転移，骨転移はあるが，全身状態は悪くない．子宮内膜間質肉腫の予後予測は難しく，手術適応の判断も難しいところだが，機能改善を目指して手術治療および放射線療法が良いのではないか，ただし，広範切除の適応はないので通常の人工骨頭置換術でセメント固定と可及的掻爬の手術と術後の放射線療法が良いではないかとの意見であった．患者は歩けるようになりたいと希望しており，疼痛の軽減と歩行獲得を目指して当科にて手術治療を行う方針とし，原発診療科にも協力を依頼した．

＜骨転移に対する治療＞

　腫瘍の可及的掻爬およびセメント固定による人工骨頭置換術を行った（**図9**）．術後からデノスマブ投与も行った．術後2週で放射線療法を開始し，39Gyの照射を行った．リハビリテーション治療は，手術翌日より離床し，歩行訓練を行った．左股関節の疼痛は消失し，杖歩行が可能となっ

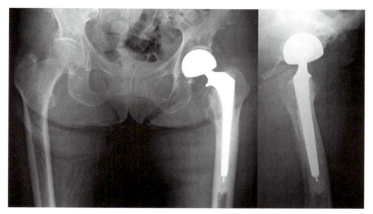

図9

た．Barthel Index は 5 点から 100 点に改善し，自宅退院となった．

＜その後の経過＞

　術後 7 か月で永眠したが，永眠する直前まで痛みなく歩行可能な状態を維持していた．がん終末期であっても歩行可能で自立した生活が送れることは，自宅での生活を可能とし，介護者の負担も軽減しうる．本症例において行った手術治療は人工骨頭置換術であり，大腿骨頸部骨折において行っている一般的な整形外科の手術治療である．骨軟部腫瘍専門医でなくても外傷の治療経験がある整形外科医であれば行うことができる手術治療であった．

●がん患者の運動器障害における整形外科医の役割

　　　整形外科医に求められるのはまずは運動器障害の評価を行うことである．がん患者は高齢者が多く，骨転移以外の加齢性変性疾患による運動器障害を合併していることが少なくない．がん患者が運動器疼痛を訴えると十分な診断・評価がなされないままに鎮痛薬としてオピオイドが投与されていることがあるが，整形外科医が診察することで骨転移ではなく，骨粗鬆症性椎体骨折，腰部脊柱管狭窄症，変形性関節症（膝，股），肩関節周囲炎などの診断名がついて治療方針が決まることも少なくない．大切なのは運動器の診断学であり，

がん患者の運動器障害を診るにはがん骨転移以外の一般的な運動器疾患の診療経験も重要である．つまり，がん以外の診療経験ががん患者の診療にも役立つということである．

　骨転移の診療において求められることは運動器疼痛の原因を診断し，疼痛コントロールを行うこと，麻痺や病的骨折のリスクを適切に評価し，安静度の設定，荷重の計画，装具の必要性などを検討し，リハビリテーションを含めて運動器障害の治療計画を立てることである．整形外科医としては手術を行うかどうかに目を向けがちであるが，手術治療を行わなくても放射線治療や装具療法が有用な場合もあり，全体のがん治療の中で生命予後や全身状態に応じて骨転移の治療計画を立てることが必要となる．手術症例についても必ずしも腫瘍切除が必要とは限らず，麻痺や病的骨折を治療・予防する目的での低侵襲の経皮的脊椎固定術や髄内釘固定術などが選択されることもある．骨転移の実際の治療においては原発診療科，整形外科，放射線科，緩和ケアチームなどの診療科を超えた連携，多職種（看護師，リハビリテーション科療法士，薬剤師など）の介入が必要であり，キャンサーボードによるチームアプローチが極めて有用である．

●多施設連携骨転移ボードについて

　多施設連携骨転移ボードは 2016 年以降，千葉県がんセンターにおいて行われている地域レベルでの骨転移に関する研究会である．開催の目的は千葉県内のがん骨転移患者診療に関し情報共有を図ることでより多角的・多職種的なアプローチを検討し，それぞれの施設にフィードバックすることである．開催頻度は 3 回/年であり，今までに 11 回行われている．参加施設は千葉県がんセンター，千葉大学医学部附属病院，東京歯科大学市川総合病院，済生会習志野病院，さんむ医療センター，千葉労災病院などである．参加職種は骨軟部腫瘍専門医を中心に，腫瘍を専門としない整形外科医，看護師，リハビリテーション科療法士，薬剤師など多職種である．毎回，各施設からの症例提示による症例検討とミニレクチャーの形式で行っている．腫瘍を専門としない整形外科医にとっては骨転移の診

断および治療について診療経験豊富な骨軟部腫瘍専門医の意見を聞くことができて，骨転移診療のレベルアップに非常に役立ったと実感している．その他にも骨転移症例の診断や治療方針について判断に困った場合に相談し，適切な助言を得ている．骨軟部腫瘍専門医が自施設で診療を行うだけでなく，このような多施設，多職種の研究会を行い，症例コンサルトにも応じることで地域の骨転移診療レベルの向上にも多大なる貢献をしている．

●骨軟部腫瘍が専門でない整形外科医が骨転移を診療するということ

がん患者の増加に伴い，がん骨転移の患者も増加しつつある．治療法の進歩によりがん骨転移患者の生命予後は改善しており，決して骨転移イコール終末期と捉えるべきではない．適切な骨転移治療を必要とするがん患者はますます増えつつある．骨軟部腫瘍専門医だけですべてのがん骨転移患者の診療をカバーすることはほぼ不可能であり，特にがん診療連携拠点病院に勤務する整形外科医は骨軟部腫瘍が専門でなくてもがん骨転移診療に関与することが求められている．

本稿において2例の症例提示を行った．いずれも骨軟部腫瘍専門医不在の当院にて行われた手術症例であった．1例目は頸椎転移による四肢麻痺症例であった．手術およびリハビリテーション治療を行うことで歩行可能となり，ADLは自立した．PSが改善し，原発腫瘍科での化学療法につなぐことができ，生命予後延長にも寄与し得たと考えられた症例であった．2例目は病的骨折による歩行不能の症例であった．積極的ながん治療を行わない best supportive care（BSC）であっても手術およびリハビリテーション治療を行うことにより，痛みなく歩行できるようになり，自宅に帰ることができ，最期まで歩行能力を維持し得た症例であった．

骨軟部腫瘍専門医でなくても整形外科医ががん骨転移診療を行うことでがん患者のADL，QOLを改善させることができる．がん骨転移診療は運動器診療科としての整形外科医が行うべき非常に重要な仕事である．

整形外科は緩和ケアを変える！

岩瀬　哲

■整形外科医が正しい診断を導き出した症例

　72歳，女性．2年前に乳癌（Luminal B）で手術を受けていた．右胸膜播種（胸水）と腋窩リンパ節に再発を認め，再発後，セカンド・ラインのホルモン療法中に右肩甲骨部の強い痛みを訴えはじめた．CT上，骨転移，肝転移，脳転移は認められない．主治医はオキシコンチン10 mg/日を開始したが，患者の疼痛の訴えが続くためオキシコンチンを増量した．そして，オキシコンチン60 mg/日を処方しても疼痛が緩和できないので，緩和ケアチームに疼痛コントロールを依頼．そして，緩和ケアチームが鎮痛補助剤としてプレガバリン（リリカ）の使用を推奨，主治医は翌日からリリカ75 mgを1日2回併用処方した．ところが，患者が強い「ふらつき」と「眠気」を訴え，疼痛も良くならないことからリリカを拒否するようになる．困った主治医は微細な（画像では判らない）骨転移があると考えて，院内の骨転移ボードに相談した．

　骨転移ボードのメンバーである整形外科が事前にカルテ診を行い，骨転移を評価したところ，画像では骨転移が確認できなかったため，臨床情報の収集を目的に病棟に出向いた．その結果，患者の右肩甲骨内側，菱形筋に強いトリガー・ポイントのあることがわかった．

　患者の家族によると，本人は乳癌の術後から姿勢が前屈みになっていたという．また，胸水の診断を受けてからADL（生活日常動作）が著しく低下，performance status（PS）は3レベル（1日の50%以上臥床）に低下していた．整形外科医は患者の疼痛をDisuse（不動化）による筋筋膜性疼痛（myofacial pain syndrome：MPS）と診断し，診断的治療を目的にトリガー・ポイント・ブロックを提案して実行した．その結果，ブロック直後から疼痛は消失し，患者は「無痛になった」と喜びと驚きを

埼玉医科大学病院救急科・緩和医療科

口にした．整形外科医は主治医に対して，MPS にはオピオイドが効かないことを説明，オキシコンチンの減量と中止を奨めて，リハビリテーション科にリハビリを依頼するように伝えた．そして，患者には疼痛の原因（Disuse）を説明し，リハビリで肩をよく動かし，離床に努めないと疼痛はまた再発すると伝え，MPS に対する患者の理解を求めた．

このように，原因不明とされた疼痛が解決したので本症例は骨転移ボードに取り上げられず，主治医からリハビリテーション科へリハビリの依頼が出された．ところが，整形外科医のトリガー・ポイント・ブロックの翌日，患者が「ブロックのせいで痛みが前よりも悪くなった」と訴え，緩和ケアチームがオキシコンチンの増量を提案，患者はオキシコンチン 80 mg/日を服用するようになり，最終的には 120 mg/日を使用するようになった．増量の過程ではオキノームも使用されたが，オキノームの効果は確認されていない．その一方で，患者のリハビリテーションは順調に進み，理学療法士の介入 2 週間後，患者は右肩甲骨部の痛みを訴えなくなる．そして，患者の疼痛は「がん性疼痛」（オキシコンチンが有効）と判断されて退院した．

その後の外来ではオキシコンチン 120 mg/日が継続処方され，患者のPS は 1 レベルまで改善していた．しかしながら，患者には疼痛の訴えはないものの，便秘対策のナルテメジンと大腸刺激薬を使用するも便秘のコントロールは不良で，患者は腹満と嘔気で悩まされていた．そして，患者に肝転移が見つかり，患者の希望で予後予測が告知された．ACP（人生会議）の結果，本人と家族は治療を選択せず，在宅医療を希望して「がん診療連携拠点病院（以下，がん拠点病院）」での医療は終了した．

在宅医療に移行した後，患者は徐々にカヘキシーとなっていったが，好きな犬の世話を欠かさず，家族は積極的に本人の好きな所へ一緒に出かけるようにしていた．そして，家族は本人がオキシコンチンの服用を忘れていても，本人が痛みを訴えていないことに気づき，在宅医にこれを報告した．この報告を受けた在宅医はオキシコンチンの減量と中止を企画．

オキシコンチンを減量していき，最終的にはオピオイドの服用を中止にしたところ，便秘が改善し，腹満と嘔気もなくなり，本人の ADL は飛躍的に改善した．

2 か月後，患者は希望通りに在宅で最期を迎え，在宅医により在宅での経過が「がん拠点病院」の主治医に報告された．「がん拠点病院」ではデス・

カンファレンスが奨励されているが，本症例は病院死ではなかったため，「振り返り」は施行されなかった．

　以上のように EOL（End of Life）の患者は主治医や緩和ケアチームの視点だけなく，整形外科医に評価されることが求められる．本症例では整形外科医が痛みを正確に診断していたにも関わらず，トリガー・ポイント・ブロックで疼痛が消失してしまったために，MPS が再燃した際に患者は痛みがむしろ強くなったと錯覚し，MPS という診断についても整形外科医が一時的にしか関わらなかったので，主治医や緩和ケアチーム，病棟の理解が得られなかった．

　腫瘍学を専門とする整形外科医が骨転移だけに関われば良いのではない．EOL 患者は，がんの進行や治療によって姿勢が崩れ，不動化が進んで必ず ADL が低下する．つまり，EOL 患者は「がんロコモ」に陥る可能性が高く，整形外科医は「がん」という診断を敬遠せずに EOL 患者の ADL 評価に積極的に関わり，患者の QOL（quality of life）維持を目標とする医療チームの一員になることが求められている．

●がん患者に一番多い痛みは整形外科が診断・管理する痛み

　　EOL がん患者の ADL は死亡前 4 か月程度前から低下することが報告されている[1]．（**図 1**）

　　一方，がん患者において最も頻度の高い症状は疼痛と考えられており，実際に緩和ケアチームが介入した患者の QOL 調査（EORTC-PAL15 使用，n＝183）では，疼痛の平均スコアが他の症状と比べて最も高く（51.0），倦怠感（50.6），食欲不振（43.5），眠気（41.2），便秘（32.4），呼吸困難（28.5），嘔気/嘔吐（11.5）と続いている[2]．つまり，がん患者においては，疼痛を筆頭に，倦怠感，食欲不振，眠気，便秘，呼吸困難，嘔気/嘔吐などの症状がロコモの間接的な原因になっていると考えられる．

　　がん患者の痛みは，①侵害受容性疼痛（体性痛，内臓痛）と②神経障害性疼痛に大別して考えられているが，がん患者には第 3 の痛み，つまり，筋筋膜性疼痛（MPS）が発生することを知っておかねばならない．①の痛みが強いときはオピオイドが検討され，②に対しては鎮痛補助薬として抗うつ薬や抗けいれん薬が推奨されてい

る．その一方で，がん患者がロコモに傾いた場合，がん患者の不動化が進んだ場合にはMPSが臨床上の問題となる．

2018年，Ishikiらが報告した終末期がん患者のMPS罹患率を提示する．本研究ではMPSの診断基準に次のrivers criteria（RC）が選択された．

筋筋膜性疼痛症候群（MPS）
Riversの診断基準（RC）

必須基準
・触診可能な筋肉の場合，そこに触診可能な索状硬結があること．
・索状硬結に鋭い痛みを感じる圧痛点（部位）があること．
・圧痛点を押した時に，患者が周辺部分を含む現在の痛みは圧痛点から来ていると感じること．
・痛みにより身体の可動範囲に制限があること．

本研究では34人の終末期患者が登録され，50％の患者のPSが3以上であった．また，対象患者の65％が疼痛を訴えており，59％がRCでMPSと診断された．そして，疼痛を訴えた患者において91％がMPSの診断基準を満たしていた[3]．本研究では患者のデバイスの有無も調べられており，CVP（central venous port）を

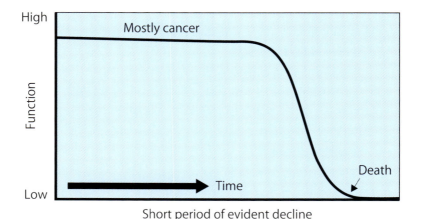

図1　がん患者と機能（ADL）[1]

留置している患者の方が非 CVP 留置患者と比べ，統計学的有意に MPS の頻度が高いことが報告されている.

　がん患者の疼痛は侵害受容性疼痛に直結させて，オピオイド治療を中心に考えられてしまうことがあるが，EOL 患者では MPS を正しく評価しなければならい．オピオイドで侵害受容性疼痛が消失しても，がん患者に MPS が存在すれば，ADL は改善せずに患者はロコモへ向かっていってしまう.

●緩和ケアのゴールには整形外科医が必要

　症状がコントロールされていない患者のロコモを改善することは困難であり，がん患者においてはロコモを改善するために症状をコントロールする必要がある．がん患者には複数の外科的，内科的治療を受け，がんの進行や心理社会的な要因も加わって複合的な疼痛を抱えているケースが多々見受けられる．このようなケースは薬物療法だけで疼痛をコントロールすることが難しく，疼痛をコントロールして ADL を改善するためには，多角的なアプローチが必要となる.

　複合的な疼痛を抱える患者のロコモ予防指針を以下に示す.

1）疼痛評価

　ロコモは Disuse（不動化）によって進行するため，不動化の原因を明確にする．また，ここでは身体的な因子のみならず，心理社会的な因子についても評価する.

2）整形外科的治療の検討

　骨転移においては整形外科医と手術適応について検討する.

　手術適応例は薬物療法でコントロール不良な疼痛が軽減あるいは消失し，ADL の改善が見込める．手術適応については，予後とのバランスが重要になる.

3）放射線治療の検討

　放射線治療は骨転移痛や出血のコントロールに有効であり，ADL の改善につながる．単回照射にもエビデンスがあり，終末期患者で推奨される．骨転移や腫瘍出血を認めた場合は，放射線腫瘍医の介入が望まれる.

4）運動療法の実施

　整形外科医/リハビリテーション医と相談して導入する．自動運動と理学療法士（PT）や作業療法士（OT）による他動運動がある．筋筋膜性疼痛/Disuse の痛みでは疼痛コントロール目的に運動療法が行われる．他動関節可動域訓練では PT や OT が関節を動かすことによって可動性を増大させ，ADL をアップさせる．

5）薬物療法の実施

　WHO の 3 段階ラダーに準拠して行う．神経障害性疼痛では鎮痛補助薬（抗うつ薬，抗けいれん薬など）を検討する．

6）神経ブロック/トリガーポイントブロックの検討

　整形外科医，麻酔科医と適応を検討，実施する．筋筋膜性/Disuse の痛みではトリガーポイントブロックと運動療法を組み合わせることにより，より有効なロコモ予防を提供することができる．

7）デノスマブの検討

　デノスマブには骨転移による骨関連事象（SREs：病的骨折，脊椎圧迫，放射線治療，整形外科的手術，高カルシウム血症）を軽減するエビデンスがある．開始のタイミングは SRE の専門家である整形外科医と相談することが望ましい．

8）サイコオンコロジー（精神腫瘍科）の介入

　患者の疼痛が心理社会的な要因で増強していることがあり，ときに専門家の介入が必要となる．

　以上のように「疼痛を抱える患者のロコモ予防指針」を掲げると，整形外科医が必須であることがわかる．どのような病態になっても，患者にとっては「動けること」「動き続けること」が希望となる．したがって，緩和ケアの目的は「ロコモの予防」と言い換えることができる．

　がんとの共存が目標となる時代に，患者を「がんロコモ」に陥らせてはならない．これからは運動器管理を重視することによって，がん患者が「最期まで自分の足で歩ける」自立した生活を目指すことが望まれているのである．

まとめ

1. 整形外科医が正しい痛み診断を導き出す.
2. 末期がん患者に一番多い痛み（MPS）は整形外科が診断・管理する痛み.
3. 緩和ケアのゴールは症状コントロールではなく, がんロコモの予防.
4. 緩和ケアのゴールには整形外科医が必要.

文　献

1）　Lunney JR, Lynn J, Foley DJ, et al：Patterns of functional decline at the end of life. JAMA. 289：2387-2392, 2003.

2）　Iwase S, Kawaguchi T, Tokoro A, et al：Assessment of cancer-related fatigue, pain, and quality of life in cancer patients at palliative care team referral：a multicenter observational study（JORTC PAL-09）. PLoS One. 10：e0134022, 2015.

3）　Ishiki H, Kinkawa J, Watanabe A, et al：Prevalence of myofascial pain syndrome in patients with incurable cancer. J Bodyw Mov Ther. 22：328-332, 2018.

骨軟部腫瘍専門医から見た
がんロコモ

がんロコモががん診療を変える
―整形外科が「がん診療」で実現できること―

山本憲男 [1]・土屋弘行 [2]

■転移性骨腫瘍への手術技術を使い分けた対応

　55歳，女性．2年前より両側乳癌に対して，加療が行われていた．右股関節痛があり，近医整形外科を受診しMRIを撮影したところ，両側大腿骨近位部に転移性骨腫瘍を指摘されて，大学附属病院へ紹介となった．

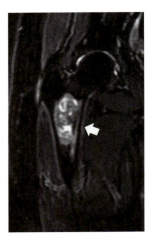

図1　初診時右大腿骨近位部 MRI
MRI T2脂肪抑制像にて右大腿骨近位部に転移性骨腫瘍を認めた．白矢印は腫瘍を示す．骨皮質の菲薄化を認め，疼痛による跛行もあったため，ADL改善を目的に手術を施行した．

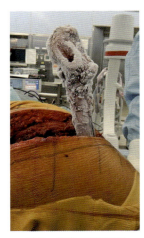

図2　液体窒素処理
手術は液体窒素処理骨およびロングステムのセメント用人工骨頭による再建術を行った．液体窒素処理骨を用いたcomposite graftにより再建することで，中殿筋付着部の再建が容易である．

1）金沢大学大学院先進運動器医療創成講座
2）金沢大学整形外科

受診時の原発巣科の評価では，数年ほどの予後が見込めるとの判断であった．本症例では，両側大腿骨近位部に骨転移があり手術を施行したが，一側では腫瘍専門医がより専門的な手術を行うことで，良好な患肢機能を温存することが可能であった．またもう一側に関しては，通常の人工骨頭置換術を行うことで一般整形外科医でも十分に対処が可能な症例であった．

　各施設あるいは各術者により，それぞれ対応できる手術技術は異なってくるが，腫瘍を専門とする医師あるいは専門としない医師がそれぞれ患者を抱え込まず，情報を共有して手術内容により患者を紹介し合える，地域での良好なコミュニケーション作りとシステム構築が重要である．

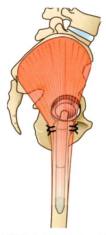

図 3　中殿筋と外側広筋の連続性を保った展開

腫瘍は転子部から転子下に存在していたが骨外への進展はなく，また中殿筋の大転子付着部に腫瘍は存在していなかった．数年の予後が見込めることから，局所の広範切除術および患肢機能を極力温存できるよう，中殿筋と外側広筋の連続性を保ちながら展開し，液体窒素処理骨と人工骨頭を用いた再建術を行うことで，外転筋力の温存に努めた．

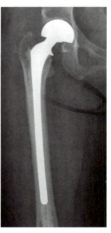

図 4　右大腿骨術後単純 X 線検査

液体窒素処理骨とロングステムのセメント用人工骨頭により再建を行った．

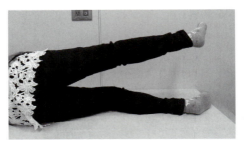

図5　右下肢外転筋力

右股関節の外転筋力は十分に保たれており，良好な患
肢機能が温存されていた．

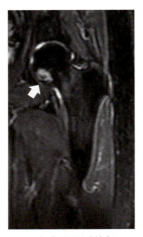

図6　左大腿骨近位部 MRI

初診後 1 年の時点で，MRI T2 脂肪抑制像に
て左大腿骨頸部病変の増悪を認めた．白矢印
は腫瘍を示す．
初診後 1 年で左関節痛が出現し MRI で精査
を行ったところ，左大腿骨頸部病変の増悪を
認めた．腫瘍は大腿骨頸部に限局していたこ
とから，腫瘍部の広範切除（通常行われる人
工骨頭置換術の骨切りよりもやや骨切りレベ
ルを下げたもの）を行い，通常型のセメント
用人工骨頭にて再建術を行った．

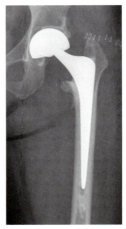

図7　左大腿骨術後単純 X 線検査

通常型のセメント用人工骨頭により再建を
行った．

●幸せな人生とは

　人には寿命があり，すべての人はいつか死ぬことになる．様々に過ごしてきた人生の中で，最期の時に人は幸せを感じながら亡くなっていけるのだろうか．最愛の人と結ばれた時，想像もしていなかったような財産や役職を手に入れた時，人は大きな喜びを感じるのかもしれない．しかし，いくら喜びを感じながら人生を過ごしてきたとしても，自分の尊厳を保った最期の時を過ごせなければ，人生に大きな幸せを感じながら亡くなっていくことは困難なのかもしれない．尊厳などというと大層なものだと感じるかもしれないが，最期の時の直前まで，「自分の好きな時に，自分の行きたい所へ，自分の力で歩いていける」「食事を両手を使って自分自身で摂ることができる」といった状態を維持することは，人の尊厳を守る上でも非常に大切なことである．

　我が国では，年間 100 万人前後が新規にがんに罹患すると報告されており，日本人の 2 人に 1 人が生涯の中でがんに罹患する現状を考えれば，がんは国民的疾患であるといえる．近年では，がんの治療は着実に進歩しており，多くの抗体医薬の登場などによりその予後は延長し，今やがんとともに生きる時代となっている．このような環境の中で，がんに対する意識も少しずつ変化しており，がんの治療に生活すべてを費やすのではなく，がんとともに働き，いかにがんとともに人生をより良く過ごしていくのか，といったことも重要な課題となっている．

●整形外科医はいかなる患者においても運動器のプロフェッショナル

　これまでは，がんの治療という大義名分の中で，運動器疾患に対する対処は蔑ろにされてきた．そしてがんが骨に転移すれば，その対処法は原発科主治医のこれまでの経験に基づいて決定されてきたが，多くのがんでは終末期に分類されることになり，積極的な対処が行われることは少なかった．例えば，四肢あるいは脊椎へのがんの骨転移治療については，手術療法も含めた中で薬物療法や放射線療法などが選択されるべきであるにも関わらず実際には，転移性骨

腫瘍の手術を経験したこともない原発科主治医の単独判断で，その治療方針が決定されてしまっているのが現状である．

　がんとともに自分の人生をより良く過ごしていくために，運動器機能の維持はその基盤を支える重要な要素である．これまでのがん治療では，ロコモという概念はがんの治療という大義名分の中でおざなりにされてきた．がん患者に存在するロコモティブシンドロームに光を当てようとするがんロコモでは，運動器の専門家であるすべての整形外科医が積極的に参加していくことが重要である．

　整形外科医は，運動器疾患を診断し，リハビリ・投薬・注射などといった保存療法，あるいは局所の様々な手術療法を通じて，運動器疾患に総合的に対応できる唯一の専門家である．がんロコモの対象としては，①転移性あるいは原発性悪性腫瘍自体により引き起こされる運動器の問題，②がんの治療に伴い引き起こされる運動器の問題，③がんとは別に存在する運動器疾患により引き起こされる運動器の問題とがある．これらの問題においては，原発巣の他科担当医師だけでは，その鑑別や診断に難渋することが多いが，運動器のプロフェッショナルとして整形外科医が積極的に関与することでその診断を容易にし，適切な運動機能の評価・管理とともに整形外科的アプローチを積極的に行うことで改善できるがん患者の運動障害は，数多くある．これまで見過ごされてきたがん患者の運動器疾患による症状を改善することで，患者のADL（activities of daily living）やQOL（quality of life）を維持・改善することができる．今こそ整形外科医ががん患者の運動機能の問題に対して，イニチアシブを持ち取り組んでいく必要がある．

　そして腫瘍を専門とする整形外科医は，一般整形外科医が安心してこのがんロコモの活動に積極的に取り組んでいけるよう，院内・院外での転移性骨腫瘍に対する教育・啓蒙活動を行うと同時に，骨転移キャンサーボードをはじめとするコンサルテーションシステム構築と，地域内での円滑なコミュニケーション作りに取り組んでいくことが求められる．

●がんの骨転移に対する治療はこのままでいいのか

　がんの骨転移巣に対しては，単に除痛ということだけを考えれば，オピオイド投与，放射線照射，免荷などによる対処も考えられるが，これらの治療法では局所の十分な強度を回復することはできず，除痛後も患者の ADL や QOL 制限が大きく残ってしまうことを，他科医師や患者へより広く認識させていく必要がある．痛みを取り除き，荷重に十分耐えられるだけの強度を回復できるのは手術のみであることを整形外科医全体が自覚し，積極的に情報を発信していくことが大切である．

　しかし実際には，多くの一般整形外科医は，転移性骨腫瘍の治療に対して腰が引けてしまうあまり，がん患者自体にあまり関与できずにいるのが現状であり，これは非常に残念なことである．一般整形外科医が，がん患者への関与を避けてしまう一因として，転移性骨腫瘍に対する知識と経験の乏しさがある．この問題を解決するためには，整形外科医となった後にも，転移性骨腫瘍に対して体系的に学習する機会を作っていくことが重要である．学会などを通じて，転移性骨腫瘍に関する一般的知識，治療法とその注意点，どのような症例を腫瘍専門整形外科医に紹介するべきなのか，などといったことを学べる機会を設けていくことが大切である．

　例えば転移性骨腫瘍の手術では，単に骨折型だけではなく，患者の予後，腫瘍の種類などにより，その手術方法を決定する必要がある．転移性骨腫瘍の手術では，患者生存期間内の局所安定性が得られれば良い，という考え方が基本にあり，局所侵襲と局所安定性のバランスのとれた手術を選択することが肝要である．インプラントやインストゥルメントに骨セメントを併用することも珍しくなく，通常の骨折に対する手術とは手法が大きく異なる場合がある．こういった知識と技術を体系的に習得できれば，自分の実際の手術経験と総合的に判断することで，どこまで自分たちの施設で対応が可能であり，どういった症例を腫瘍の専門施設に紹介すればよいのか的確に判断を行うことが可能となる．

　そして，一般整形外科医自らの手では対応が困難と考えるような症例に対しては，周囲の整形外科腫瘍専門施設が十分なサポート体

制を提供することが非常に重要である．以上のような状況が改善され，一般整形外科医でも転移性骨腫瘍患者への心理的ハードルが下がれば，がん患者の運動器疾患全般についても，より積極的に関わっていけるのではないかと考える．

　臨床的に問題となる転移性骨腫瘍の年間新規患者数は 10 ～ 15 万人にも及ぶと推計されており，今後も担がん患者の予後改善とともに，ますます増加することが予想されている．日本整形外科学会員の 1％程度といわれる腫瘍を専門とする整形外科医だけでは，全症例に適切に対応できないのは火を見るより明らかである．腫瘍を専門とする整形外科医が，専門的に肉腫の治療にあたるのは当然であるが，そして同時に転移性骨腫瘍に対しても，局所根治を目指した広範切除術と腫瘍用インプラントによる再建術，あるいは腫瘍脊椎骨全摘術など，より専門的な治療が行える整形外科医として，積極的に治療に関わっていく必要がある．また一方で，転移性骨腫瘍に対する姑息的手術などに関しては，一般整形外科医が積極的に治療に関わっていく必要がある．そして例えば，一人の転移性骨腫瘍患者であっても，特定の病院が抱え込むのではなく，それぞれの病変の状態を評価し，適切な手術法に応じてよりフレキシブルに患者のやり取りを行うことで，役割を分担しながらがんの骨転移の治療に取り組んでいくことが大切である．

　がんの骨転移に対しては，早い段階から患者の全身状態や予後などを加味した総合的判断を行い，経過を見ていくことが大切である．時として，完全骨折や麻痺を生じてから，突然整形外科へ手術依頼が行われることもあるが，転移性腫瘍による骨折や麻痺は，患者に非常に大きな苦痛を与えることになり，また手術も困難となり，術後に十分な機能回復を望めないことがある．そして，緊急あるいは準緊急的に手術に携わらなくてはいけないのは，担当する整形外科医や麻酔科医にとっても大きな負担である．このような状況を防ぐためにも，整形外科医全体がより早期からがんの骨転移診療へ積極的に関わっていくことが重要である．

　近年ではこのような状況を改善するため，転移性骨腫瘍に関するキャンサーボードが設置される病院も増え始めており，原発巣の担

当科のみならず，多くの診療科と職種の者が集学的に転移性骨腫瘍の治療に取り組んでいる施設もあるが，いまだ一部の施設にとどまっているのが現状である．近年では重要な試みとして，腫瘍専門医などが周囲の病院へ出張し，転移性骨腫瘍に関する出張キャンサーボードを開催することで知識の普及と症例相談を行い，日頃からの骨転移患者に関する意思の疎通を図ることで，患者を紹介しやすくする取り組みも行われている．

●がんロコモとは患者に幸せな人生を送らせること

　誤解を恐れずに端的にこのがんロコモの活動を言い表せば，がん患者に ADL あるいは QOL を維持・改善したより充実した人生を過ごしてもらい，「幸せな人生」だったと実感できる生活が送れるように，整形外科医を先頭として皆が積極的にがん患者の運動器疾患治療に参加していく活動，と言っても良いのかもしれない．

　がん領域においても，我々整形外科医は運動器疾患への治療を通し，人々の ADL や QOL の維持・改善を行うことができるプロフェッショナル集団であることを忘れてはいけない．がんにおいても運動器スペシャリストの専門性を発揮し，患者が「幸せな人生」を過ごせるよう，整形外科医だからこそできる貢献を積極的に果たしていっていただきたい．

骨軟部腫瘍専門医による新しいがん患者の運動器マネジメント

中田英二 [1]・尾﨑敏文 [1]

■麻痺のない脊椎転移に対する早期離床例

64歳，男性．肺癌．第3腰椎に動作時の痛みと，左大腿内側にしびれが出現した．

近医受診し，CTで第3腰椎の骨破壊と肺の腫瘤像を認め，肺癌脊椎転移疑いで近医より当院呼吸器に紹介された．

同日整形外科を紹介され，入院し緊急MRIを行い，肺癌脊椎転移と診断し，当日に放射線照射を開始した．

また，鎮痛薬投与（麻薬，NSAIDs，プレガバリン）を開始した．

痛みは強かったが，離床制限はせず，ロコトレ体操や歩行運動を行い，廃用症候群を予防した．

痛みは軽快し，3日後にほぼ離床可能となり，がんロコモが予防できた．

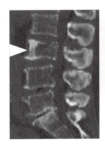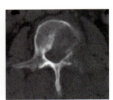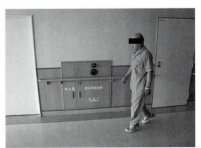

図1　麻痺のない脊椎転移に対する早期離床

●はじめに

がん患者の予後は治療（手術，化学療法，放射線治療）の進歩により年々改善している．がんは高齢者に多いため，もともと運動器

1）岡山大学整形外科

障害を抱えていることが多く，ロコモティブシンドロームが発生したり，進行したりしやすくなる（**図2**）．performance status（PS）が低下すればがんの積極的な治療が行えなくなることがある．そこで，運動機能の維持・向上をがん治療と並行して進める必要がある（**図3**）．

　筆者はがんセンターに勤務していた頃，骨軟部腫瘍の診療，骨転移の診療，がんのリハビリに従事していた．リハビリがオーダーされた患者を診察すると，変形性関節症や，がんおよびがんの治療でADLが低下した患者が大勢いることがわかった．したがって，がんロコモ対策は非常に重要と考えている．

　がんロコモ対策に従事している医師は全国的に増加しているが，がん患者は非常に多いため，取り組みはまだ不十分である．

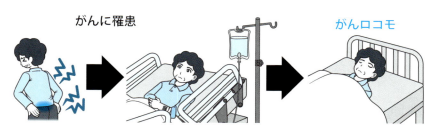

がんは高齢者に多く，もともと多くの方が運動器障害を抱えている．
そのため，がんロコモが発生しやすくなる．

がんに罹患　　　　　　　　　　　　　　**がんロコモ**

変形性脊椎症
変形性膝関節症　　　・抗がん剤治療で長期間の安静
　　　　　　　　　　・骨転移による痛み，運動障害

図2　がんロコモの発生

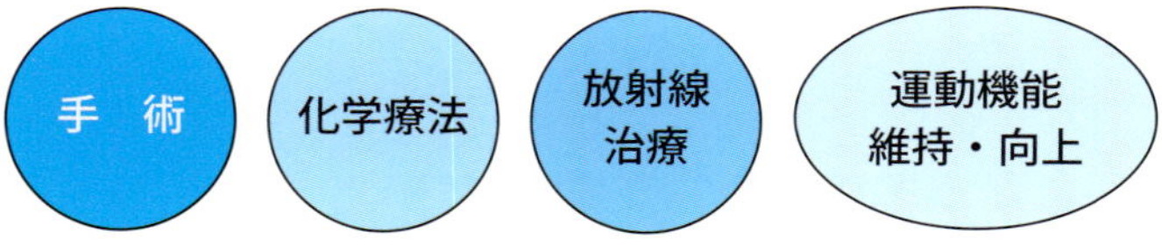

手　術　　化学療法　　放射線治療　　運動機能維持・向上

PSが低下すればがんの積極的な治療が行えなくなる．
そこで，運動機能維持をがん治療と並行して進める必要がある．

図3　がんの治療では運動器ケアも重要

●がん診療を行っている主診療科の医師も，患者が動けることに関心を持っている

　「患者さんがもっと動けるようになれば，化学療法ができるようになる．だから，しっかりリハビリをしてほしい．」筆者は，内科医からこのような依頼を受けた．

　従来，がん患者の運動はあまり注目されず，関心を持つ医師も少なかったが，がんのリハビリや骨転移による取り組みなど，新しい診療システムが日本にも導入され，主診療科の医師の意識にも変化が現れている．

　がんのリハビリは，全国で研修会が開催されている．この研修会に参加した医師や看護師，理学療法士達はがん患者が動けることの重要性を学ぶ．主診療科の医師の運動器に対する関心は様々であるが，患者が動けることが重要と考えている医師は確実に増えている．

●骨軟部腫瘍専門医による運動器マネジメント

　筆者が一般の病院に勤務していた頃は，がん患者の診療経験が少なかったため，がん患者の運動器のマネジメントの重要性には気づかなかった．がんセンターに勤務すると，入院患者はほぼすべてがん患者なので，次第にがん患者の診療に慣れたものの，がん診療が不慣れな多くの整形外科医にとって，がんロコモの取り組みは最初は多少の困難を伴うと思われる．

　しかし，多くの場合，運動器疾患の対処については他の高齢者とほぼ同じである．また，整形外科が介入することで，多大な貢献ができる．骨軟部腫瘍を専門とする整形外科医は，ロコモティブシンドロームとその予防について一定の知識と経験を持ち合わせている．また，運動器の変性疾患と悪性疾患との鑑別にも習熟している（図4）．

●どんなことから始めたらよいのか？

　骨軟部腫瘍専門医ができる（取り組むべき）運動器マネジメントは以下のことが考えられる．
　・骨転移の取り組み

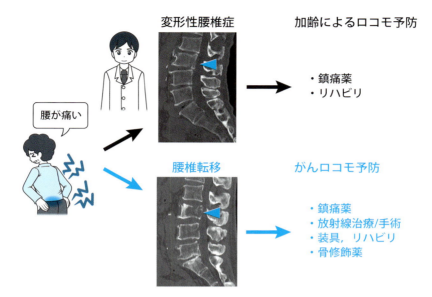

変形性腰椎症　　　　　加齢によるロコモ予防

腰が痛い

・鎮痛薬
・リハビリ

腰椎転移　　　　　　　がんロコモ予防

・鎮痛薬
・放射線治療/手術
・装具，リハビリ
・骨修飾薬

整形外科医は，がん患者の運動器障害の診断や治療を適切に行い，
QOL向上に大きく貢献することができる.

図4　がん診療における整形外科医の役割

・がんのリハビリ
・運動器の重要性に対する医療従事者の啓発活動

●骨転移に対する取り組み

　骨軟部腫瘍を専門とする医師は骨転移に対する手術も行っている. スタッフ数など，様々な要因により可能な取り組みは異なるが，より積極的に取り組む医師は骨転移キャンサーボードを開催し，多職種連携チーム医療を行っている. 筆者らは，この問題に対応するため骨転移診療システムを構築し，麻痺の予防に取り組んだ[2]（中田2016）. また，エビデンスに基づく骨転移診療を行うため，骨転移のデータベースを作成して患者登録を行い，データを解析し，がん種別の骨関連事象（skeletal related event：SRE）発生リスクや脊椎SREの痛みや骨形成，ADL・QOLの経時的変化について研究した.

●脊椎転移による麻痺は予防できるか？

　　骨転移による SRE は主に脊椎が問題となるので，その取り組みが重要と考えている．そのうち，最も重要なことは麻痺の予防と考えている．現在でも，多くの整形外科は麻痺が発生してから主治医から連絡を受け，診察を開始している．

　　筆者が骨転移の診療で始めに取り組んだのは，麻痺の予防である．しかし，当時は，骨転移の文献が乏しく，麻痺を予防する方法について記載している文献は見当たらなかった．骨転移診療の経験も少なかったので，脊椎転移による麻痺は避けられず，麻痺が発生したら，整形外科が緊急手術を行うのが通常の骨転移診療であると考えていた．

　　麻痺が発生した患者の話をよく聞くと，麻痺は突然発生するわけではなく，ほぼ全員，何日も前から背部痛（脊椎転移部の痛み）があったと言われることに気づいた．麻痺の前駆症状として痛みが発生しているのである（図 5）．では，脊椎転移部に痛みが出現したら，麻痺が出る前にすぐ放射線治療を行えば麻痺は予防できるのではないか？と考えた．

●Doctors delay をなくそう

　　脊椎転移の患者が背部痛を訴えても，検査や治療に時間がかかれ

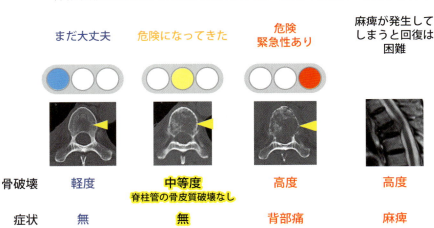

図 5　骨破壊は進行するので，麻痺が起こる前に対処すべき

脊椎転移患者の背部痛は，脊椎 SRE の発生を念頭におき，早急に画像検査を行い，MSCC を認めた場合，早急に治療を行うべき．

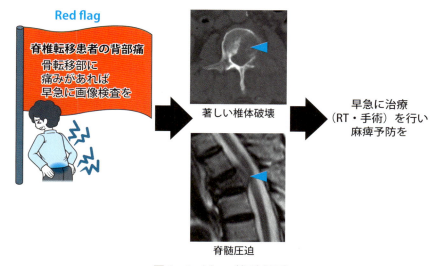

図6　Red flag（危険信号）

ば麻痺が発生するリスクは上昇していく（doctors delay）．

　麻痺を予防するために，最も基本的で重要な対処法は，脊椎転移部に痛みを認めた場合，脊椎 SRE の発生も考え，早急に画像検査を行い，痛みの原因と考えられる著しい椎体破壊や脊髄圧迫を認めた場合，早急に治療（RT など）を行うことである（Red flag）（図6）．

　なお，早急に画像検査が行えない場合，直近の CT などを見直し，椎体破壊の有無を確認すべきである．Red flag に対して早急に対処し，麻痺が出現する前に治療が開始できれば，麻痺発生数を減らすことができる（preventable paralysis）．

　整形外科医は主診療科の医師と連携し，Red flag に早急に対応することが重要である．

●CT で麻痺リスク評価が可能な場合が多い

　主治医が定期的にオーダーする CT を用いて骨転移のモニタリングを行うことができる．脊椎は，不安定性と脊柱管内腫瘍進展による脊髄圧迫（malignant spinal cord compression：MSCC）の有無

を評価する（**図7**）．椎体破壊による脊椎不安定性の評価は spine instability neoplastic score（SINS）を用いる．脊柱管周囲の骨皮質欠損があれば脊柱管内に腫瘍が進展し，脊髄を圧迫している可能性がある．椎体骨折や麻痺リスクが高いと判断した場合，診察・精査（MRI など）を行い，必要に応じて治療（RT など）を行う．

なお，肺癌や腎癌は溶骨性のことが多く，痛みを伴い，単純 CT で骨破壊が容易に判断でき，診断は比較的容易である．一方，骨硬化性の前立腺癌や乳癌，あるいは EGFR-TKI（epidermal growth factor receptor tyrosine kinase inhibitor）により骨形成が促進された肺癌では，椎体が硬化し破壊が乏しく，骨条件では診断が困難な場合がある．画像を見ても骨破壊が軽度なのに背部が痛いのは筋肉痛が原因だろうと考えてしまう．この場合，軟部条件で確認すると，腫瘍が脊髄を圧迫しているのが判明する場合がある（**図6**）．また，造影 CT で MSCC の同定は比較的容易であり，各がん種ごとに工夫することが重要である．

著しい椎体破壊あり
→ 椎体骨折の可能性を考える

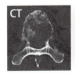 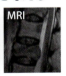

脊柱管の骨皮質欠損
→ MSCC の可能性を考える

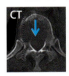 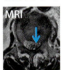

CT による MSCC 同定

MSCC の同定困難　MSCC を疑う像を認める　MSCC 同定可能　MSCC 同定可能

 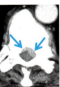 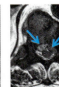

CT：骨条件　　CT：軟部条件　　造影 CT　　　MRI

図7　CT による SRE 発生リスク評価

●麻痺のない脊椎転移患者は早期離床により廃用症候群を予防すべき

麻痺のない脊椎 SRE に対しては，通常 RT が行われる．痛みで離床困難になると廃用症候群が発生する可能性がある．したがって，可能であれば早期離床を行い，廃用症候群を予防する必要がある．しかし，保存的治療を行う場合，適切な安静期間は不明で，確立した方針は存在せず，各施設により臥床期間が異なっている．1 〜 2 週間の安静を勧めている文献もある．

筆者らは，特に安静度は制限せず，装具（軟性コルセット），鎮痛薬（麻薬，NSAIDs，プレガバリン）を用い，痛みに応じて離床を許可している（**図 1**）．

脊椎 SRE のデータベースを作成して患者登録を行い，データを解析し，脊椎 SRE の痛みや骨形成，ADL・QOL の経時的変化について解析した．その結果，痛みは次第に改善し，1 か月後には 93％の患者で改善していた（Nakata 2018）．また，骨形成は 3 か月で 77％の患者に認められた（Nakata 2019）．ADL・QOL も経時的に改善し，手術を要する不安定性が発生した症例は認めなかった．これらの結果から，麻痺のない脊椎 SRE では，不安定性が極めて強くなければ痛みに応じて制限なく早期離床することが重要であると考えた．

●多職種連携チーム医療が重要

がんの診療を体系的に行うためには，主診療科の医師や看護師，リハビリスタッフとの円滑な意思疎通と連携が重要である．

岡山大学病院では，多職種連携チーム医療によるがん患者の術後合併症の低減に取り組んでいる．2008 年には周術期管理センターが設立され，現在，広範囲切除術を行う肉腫例や，骨転移例は，手術が決定した時点から外来で多職種連携による早期介入を行っている．また，針生検した患者のリストを作成し，外来受診時にがん化学療法看護認定看護師が介入し，治療だけでなく就労や学業，妊孕性など社会的なサポートも行う体制を構築している．

整形外科病棟では，毎週，医師と理学療法士が合同カンファレン

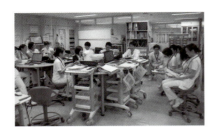
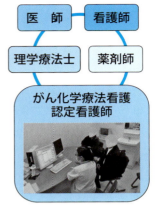

医療従事者間で情報共有
・治療方針
・安静度指示
・SRE 発生リスクを伝達

図8　多職種カンファレンス

医 師	療法士	看護師
診察，画像チェック カルテ・掲示板記載	リハビリ	起居動作の指導

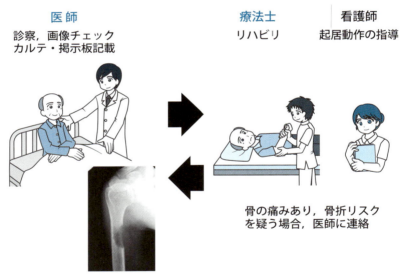

骨の痛みあり，骨折リスク
を疑う場合，医師に連絡

図9　骨折リスク管理：情報共有システム

スを行っている．さらに，隔週で医師，看護師，がん化学療法看護
認定看護師，理学療法士，薬剤師による多職種カンファレンスを開
催し，意思疎通を図っている．カンファレンスでは治療方針や安静
度指示，SRE 発生リスク，リハビリのゴール設定などについて医療
従事者間で情報を共有している．

手術を要する骨転移患者が入院した場合，画像検査と診察で病的骨折などの SRE 発生リスクを評価する（**図9**）．特に SRE が最も発生しやすい脊椎，上腕骨と大腿骨近位部を注意してチェックする．骨折リスクの高い部位はカルテに記載し，理学療法士や看護師と情報を共有している．骨折リスクに応じて患肢の負荷を決定する．理学療法士は，医師が行った評価をもとに，慎重にリハビリを開始する．また，看護師も骨折に注意して患者指導を行う．

●おわりに

　がんロコモ予防は，がん診療においては非常に重要である．運動ががんの再発リスクを減少するなどのエビデンスも出ており，整形外科のがんに関わる重要性は増している．2016 年に施行された改正がん対策基本法では，がん患者の療養生活の質の維持向上が目標の1つとして挙げられ，緩和ケアやがんのリハビリが重視されている．また，最近は，キャンサーサバイバーという概念が広まりつつあり，患者のがんに対する意識も変わりつつある．これらの社会的な背景のもとでがんロコモ対策が普及し，がん治療の発展に寄与できることを願っている．

文　献

1）中田英二，杉原進介，菅原敬文，ほか：脊椎転移の早期診断・早期治療による麻痺予防と RT の治療成績．整形外科最小侵襲ジャーナル．84：29-41，2017．

2）中田英二，杉原進介，尾﨑敏文：骨転移診療システム―脊椎転移による麻痺や廃用症候群予防を目的とした取り組み―．関節外科．35：38-51，2016．

3）中田英二，杉原進介，尾﨑敏文：脊椎転移による麻痺を予防する取り組み．腫瘍内科．18：362-370，2016．

4）Nakata E, Sugihara S, Kataoka M, et al：Early response assessment of palliative conventional radiotherapy for painful uncomplicated vertebral bone metastases. J Orthop Sci. 23：912-917, 2018.

5）Nakata E, Sugihara S, Kataoka M, Yamashita N, Furumatsu T, Takigawa T, Tetsunaga T, Ozaki T. Early response assessment of re-ossification after palliative conventional radiotherapy for vertebral bone metastases. J Orthop Sci. 24(2)：332-336, 2019.

「動ける」ことを意識した骨転移診療の意義

大島和也[1]・吉川秀樹[2]

■整形外科医の介入が余生を左右する

　55歳，男性．左腎盂癌．多発転移を認め，抗がん剤治療を行うも進行，増悪していた．胸腰椎転移に対し放射線治療（36Gy）を行うも腰背部痛が強く，起座不能であった．ベッド上にて2か月半が経過するなか，下肢麻痺が出現したため，紹介初診となった．

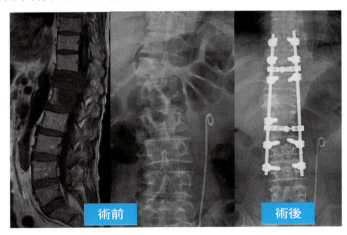

術前　術後

　除圧固定術を行い，術後10日にて杖歩行で自宅退院したが，1か月後に原病死した．
　「動けない」原因を早く究明し，「動ける」「生活できる」ようにできれば，残された時間を大きく変えることができたのでないかと悔やまれる症例であった．

1）ベルランド総合病院整形外科
2）大阪大学整形外科

がん自体による
運動器の障害

がんの治療による
運動器の障害

がんとロコモティブシンドローム
（がんロコモ）

原因を知り

「動ける」「生活できる」ようにする

がんに併存する
運動器の障害

●骨転移の専門家は紛れもなく整形外科医！

　運動器の障害により移動機能の低下をきたした状態がロコモティブシンドローム（ロコモ）であり，がん自体あるいはがんの治療によって運動器の障害が生じて移動機能の低下をきたした状態が「がんとロコモティブシンドローム（がんロコモ）」である．整形外科医は運動器疾患の専門家であり，骨は「動く」「生活する」上で大切な運動器である．そして，骨転移は骨の疾患であり，がんロコモの代表的な疾患である．つまり，骨転移の専門家は紛れもなく整形外科医である．しかし，2018 年に実施されたがん診療実態調査では，整形外科研修施設の 8 割，がん診療連携拠点病院でさえも 6割の整形外科が，骨転移を含めてがん診療には「関わっていない」「今後も関わる予定はない」と回答しているのが実情である．「動く」「生活する」ために運動器診療を行うことが，いま骨転移診療に求められている．

●疫学から見る骨転移診療の必要性

　日本人の平均寿命は，年々高くなっており，2017 年は女性87.26 歳，男性 81.09 歳と過去最高を更新した．1965 年は女性72.92 歳，男性 67.74 歳であったことから，わずか 50 年で 15 年

近くも長生きできるようになった．ところが，健康寿命（2016 年）は女性 74.8 歳，男性 72.1 歳であり，他人の手を借りる，介護を要する期間が約 10 年あることになる．また，死因の第 1 位が 50 年前は脳血管疾患であったが，いまは悪性新生物であることは言うまでもなく，がんの罹患は男女ともに 50 歳代から増加し，高齢になるほど高くなる．生涯でがんに罹患する確率は 2 人に 1 人と言われるが，詳細は男性 62％，女性 47％である．さらに，2050 年には総人口が約 16％減少するなかで，50 歳以上が 1/2，70 歳以上が 1/3 を占め，平均寿命が 92 歳になると予想され，がん高齢時代を迎えるにあたり，老々介護社会から自立支援社会へのパラダイムシフトが必要とされている．がんだから，高齢だからと目を背けることができない時代を迎えているのである．

●骨転移診療が目指すところはケア！

　骨転移は，どのがん種であっても stage IV であり，進行がんである．骨転移は，直接的に生命には関わらないが，ADL 障害を生じ，QOL を低下させ，致死的合併症につながる．当たり前にできていたことができなくなり，「動けない」「生活できない」ために，治療のみならず，生活や人生そのものまで狂わす．いま，整形外科医に求められることは，「がんを治す」ことではなく，「がんをケアする」ことである．つまり，「動ける」「生活できる」ようにすることが求められている．これまでは，整形外科医ががんの呪縛によりがん診療を敬遠しがちであり，がん診療医が「動ける」ようにする考えや術を持ち合わせていないこと，そして，社会自体がそれ以上を求めないことが一般的であった．しかし，がん高齢時代，自立支援社会に必要とされる「動ける」ことが，生活や社会復帰を目指すこと，がん治療を継続することになり，健康寿命の延伸，介護量の減少や医療費の削減につながることになる．

●目的を明確にすれば意外に簡単！？

　骨転移診療の目的は，

①　骨折や麻痺を予防，治療する

② 痛みを軽減する

③ 動ける，生活できるようにする

④ 不安を軽減する

⑤ 次のがん治療ができるようにする

ことである．

整形外科医は，日常診療において①や②は既に実践しており，これからは③〜⑤に目を向けることが求められる．そのためには，現状を伝え，介入により予想される経過を示し，チームで短期，中期，長期の目標を共有しながら計画を立てることが大切である．

●骨転移診療の鍵は『安静度』と『手術』

骨転移診療の目的を達成するためには，「動ける」「生活できる」を意識した，的確な安静度指示と適切な手術による治療介入が必要である．もちろん，それがすべてではないが，そこがまさに運動器の専門家である整形外科医の出番となる．

「安静度はどうしたらいいですか？」という声をよく耳にする．安静度とは，守るべき安静の程度である．これは，病気によって決まるものではなく，個々の状態によって異なるので，その人，その時に合った安静度が存在する．つまり，変わりゆくものである．また，「動ける」か「動けない」かを，意識するかしないかで大きく変わるものである．安静度は1人で決めるものではなく，チームアプローチで取り組むものであり，骨転移の状況だけではなく，患者の意向，看護度，介護量をはじめ，疼痛や精神状態，全身状態を考慮して決めなければいけない．

■「動ける」ための介入で「動けない」を防いだ

　59歳，男性．右臀部の痛みを主訴に，跛行を認めるも独歩で来院．座位と歩行で痛みが増強するとのことであった．精査にて，肺癌，多発転移と判明した．

　放射線や抗がん剤治療を行う約1か月間，ベッド上安静が正しいわけではない．荷重部は保たれているため，深屈曲を避けた動作指導により「動ける」安静度を維持できた．

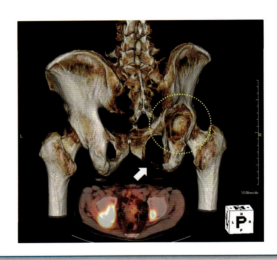

■「動ける」ための介入不足で「動けなかった」

　62歳，男性．右股部と右腰背部の眠れないほどの痛みを主訴に，屋内は松葉杖，屋外は車椅子移動をしていた．精査にて，肺癌，多発転移と判明した．

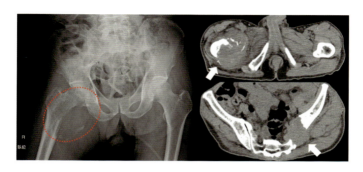

　右大腿骨近位の病変の免荷は誰も疑わないであろう．では，左仙腸関節の病変の免荷は必要だろうか．「動ける」を意識した的確な安静度指示ができず，ベッド上安静としたため，痛みや苛立ちから医療者とのコミュニケーション障害をきたし，危険行動につながり，さらに過度の安静度指示となり，適切な治療介入ができなかった．

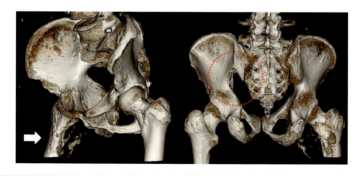

　　骨転移による骨折や麻痺を予防，治療する上で，手術は非常に有効な手段である．がんを治すわけではないが，痛みを緩和し，「動ける」「生活できる」ようになり，次のがん治療につなげることができる．

■「動かない」原因を知り，手術で「動けた」

　80歳，男性，肺癌．杖歩行にて入院したが，肺癌術後に左膝の痛みで離床できなかった．

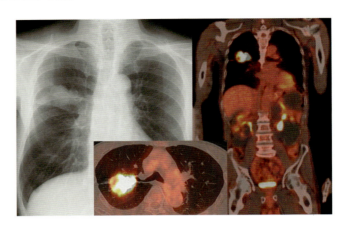

　「動けない」原因は，骨転移かもしれないし，変形性膝関節症かもしれない．つまり，がんによる運動器障害かもしれないし，がんに併存する運動器障害かもしれない．しかし，いずれにせよ，原因を知り，「動ける」「生活できる」ようにすることは，整形外科医の十八番である．

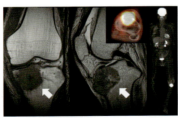
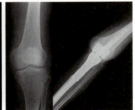

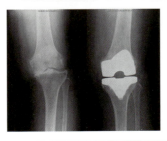

●骨転移診療は1人ではできない！　やっぱりチームで!!

　　ただ，手術介入は，がん診療全体におけるタイミングが鍵であり，チームでの検討が大切である．昨今，骨転移診療はチーム医療であると叫ばれるが，多職種，多診療科が絡めばいいというものではない．チーム医療とは，専門職が互いに仕事内容を理解し，コミュニケーションをとることで，医療者目線ではなく，患者目線でのより良い治療やケアを包括的に提供することである．専門性の歯車を噛み合わせ，最小の労力で最大の効果が発揮される医療を提供する必要があり，専門スキルに加え，連携，協働できるコミュニケーションスキルが問われる．整形外科医は，「動ける」「生活できる」を実現するすべを持っているので，それを生かすべく，がん診療チームの一員として骨転移診療に携わり，仁術を施すことを切に願う．

がんセンターにおける「がんロコモ」の可能性

小松原将 [1]・岩田慎太郎 [1]・川井　章 [1]

■早期の多診療科連携により目覚ましい ADL 改善が得られた症例

　22歳，女性．3か月前に頸部リンパ節腫脹で近医受診し，Epstein-Barr virus（EBV）初感染と診断され，抗生剤加療で改善し，経過観察となっていた．1か月後に腰痛，発熱を生じ，近医膠原病科に入院した．胸水貯留，肝脾腫，多発骨腫瘍を認め，血液内科紹介となり，骨腫瘍生検，骨髄検査で悪性リンパ腫と診断され，当院血液内科へ転院となった．当院入院時には胸水貯留による呼吸苦，Th8-9 骨転移による背部痛および胸

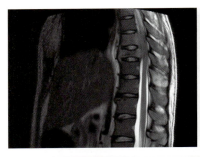
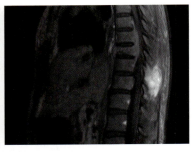
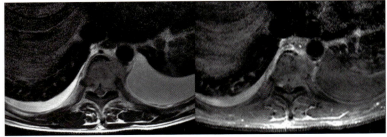

1）国立がん研究センター中央病院骨軟部腫瘍科

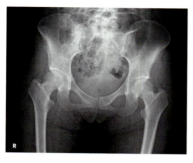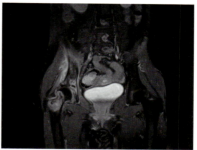

髄圧迫を認め，下肢不全麻痺と軽度の麻痺性イレウスを生じていた．
ECOG performance status（PS）は 4 と判断された．

　入院後，全身化学療法（CHOP 療法），ステロイド治療の開始とともに，
早期に骨軟部腫瘍・リハビリテーション科，放射線治療科，緩和医療科な
どにコンサルテーションがあった．骨軟部腫瘍・リハビリテーション科か
らは安静度指示（床上 Gatch Up 30°制限，イレウスのためコルセット
は装着できず），リハビリテーション介入（床上下肢筋力増強訓練）が行
われ，さらには Th8-9 に対する放射線治療と疼痛コントロール（オキシ
コドン 10 mg/日，アセトアミノフェン 3200 mg/日）が開始となった．

　その後徐々に下肢筋力は改善し，治療開始後 1 か月で端坐位，2 か月
後には歩行器歩行が，さらに 3 か月後には杖歩行が可能となり，PS3 に
改善した．

　しかし，その後歩行時の右股関節痛が出現し，精査の結果，骨盤および
右大腿骨頸部に新規骨転移を認めた．骨軟部腫瘍医による検討の結果，骨
皮質は保たれており，荷重歩行は可能と判断され，荷重歩行でのリハビリ
テーションは継続しつつ，それぞれの部位に対する放射線治療が行われた．
治療開始後 5 か月で安定した杖歩行が可能となり（PS2），一時退院となっ
た．その後，完全寛解を目指し，骨髄移植目的で入院となったが，この間
もリハビリテーションを継続することで，PS 低下をきたすことなく，移
植後 36 日で自宅退院となった．治療後 2 年の現在，杖歩行で外来通院
中であり，PS は 1 まで改善している．

●担がん患者の activities of daily living（ADL）・quality of life（QOL）を考える

　我が国におけるがん人口は近年増加傾向にあり，今や2人に1人は生涯でがんに罹患するリスクがあるとされている．その一方で，がん治療の進歩およびがん検診による早期発見などによって，がん患者の生存率も上昇し，発病後，人々ががんとともに生きる期間が以前よりも格段に長くなっている．その結果，がんの治療中，あるいは治療後の ADL や QOL を維持・改善することが，がん医療の中でより重要な課題として浮かび上がってきている．

　担がん患者における ADL と QOL の低下の原因としては，がん自体あるいはがん治療によって低下を生じる場合と，がん患者の高齢化などがん以外の要因によって生じる場合とが考えられる．前者には，骨転移や脳脊髄転移による機能的な障害だけでなく，治療やその副作用のための長期臥床によるものなどが含まれる．一方，後者には，通常の整形外科診療で行われるべき運動器に対する治療が，がんという疾患の存在によって適切に受けられないことによって生じる様々な病態が含まれる．近年，これらを合わせた，がん患者のロコモティブシンドローム（がんロコモ）という考えが提唱されている．

　がんロコモによる活動性の低下が原因となって，本来行われるべきがん治療が中止となることによって，がん自体の治療成績が低下することも危惧される．また，がん末期の患者が，その貴重な時間をがんロコモのために床上で過ごさねばならなくような事態も起こり得る．

　がんロコモの場合，がんという疾患により予後が規定されるため，より迅速な対応をしなければ ADL・QOL を維持・改善する余地がなくなってしまう．がんロコモにおいて我々整形外科医が目指すべきは，「がんロコモによる ADL・QOL の低下が，原疾患であるがんによる ADL・QOL の低下を追い越してはならない．」ということではないかと考える．

●がん治療における performance status

　現在のがん診療における治療方針の決定には，患者ごとの全身状態の評価（日常生活がどの程度制限されているか）が重要な因子となっている．その評価法の一つとして広く用いられているのがperformance status（PS）である．これは米国のがん研究グループであるECOG（Eastern Cooperative Oncology Group）が策定した基準を日本臨床腫瘍研究グループ（JCOG）が日本語訳したものである．

　がん治療における抗がん剤治療や手術においては有害事象とそのコントロールは避けては通れない課題であり，PSが不良である患者ほど侵襲的な治療に耐えられない傾向があるとされている．このため，一般的にはPS3以下の状態では化学療法の適応にならないとされている．ここで問題となるのは，このPSはあくまで全身状態の指標と捉えられるべきものであるにも関わらず，病的骨折や脊髄圧迫症候群による麻痺など，がんロコモによる局所症状の結果としてPSが増悪した場合でも，原疾患の治療が中止となってしまうことがしばしば見られることである．我々の経験では，治験実施中に病的骨折や切迫骨折状態のため歩行困難となり，PSの増悪と判断され，治験薬投与がいったん中止となってしまっても，手術など整形外科的な運動器への治療介入により再度歩行能力を獲得し，PSが改善した結果治験が再び再開となる例は決して珍しくない．

　我々整形外科医ががんロコモに対し果たすことができる役割を考えてみると，実際のがん診療の場において，個々の患者における骨転移による病的骨折や脊髄麻痺などのリスクを詳細・慎重に評価し，がんロコモによるPSの増悪を予防・改善させる方法を担当科に適切に提案し，必要に応じて積極的に治療介入することが挙げられる．これにより，それぞれの患者にはより適切な原疾患の治療の機会をもたらし，また担当医には原疾患に対する最適の治療の実施を可能にするというメリットがあると考えられる．このような視点を医療関係者のみならず患者や社会にも広くアピールしていくことが重要であると考える．

●がん診療連携拠点病院に求められるもの

　当院はがん治療に特化した施設であることから，本症例でも示した通り，がん患者に対して早期に多診療科・多職種と連携し治療にあたることが多い．その中で，多種のがん治療に関わることで，骨転移のみならず，運動器マネジメントにも関与できている．がん診療連携拠点病院では，一般病院と比べてより多くの進行期がん患者が診療を受けている可能性があり，必然的にがんロコモのリスク患者割合が高いことが予想される．また，がん診療連携拠点病院の指定要件には，がん患者の身体的苦痛などのスクリーニング体制の整備やキャンサーボードの設置，緩和ケアの提供体制などがあることから，がんロコモ患者の早期発見や対応に適した体制が整っていると言える．しかし，今後がん患者の増加が見込まれる状況においては，こういった専門施設以外においても，十分な体制を整える必要がある．そのためには，まずは今までがん治療に関わることのなかった整形外科医に対するがんロコモの啓蒙活動を行っていくのと同時に，様々ながん担当科医師に対し，がんロコモについて，また我々整形外科医ができる貢献について，より深い理解を得てゆく努力も重要であると考える．その貢献とはつまり，「それぞれのがん患者が本来受けるべき治療が，がんロコモのために受けられなくなることを回避する」ことである．がんリハビリテーション治療の有効性に関しての様々なエビデンスは存在し，重要性も認知されてきてはいるが，がんロコモはまだ新しい概念であり，その有用性を科学的に述べた論文は数少ない．日常診療を振り返ってみても，明らかにされるべきがんロコモ対策の clinical question はいくつか想起される．これら多くの question に対し，がん診療連携拠点病院のみならずすべてのがんロコモを扱う病院が連携をし，前向き臨床試験を含めた科学的な解析を行うことで，我が国発の「がんロコモ」の普遍的な理解および普及が進むことが期待される．

整形外科医が今日から始める
がんロコモ
がん患者が「動けること」がいま 求められている

2019 年 5 月 20 日発行　　　　　　　　　　第 1 版第 1 刷 ⓒ

編　集　ロコモ チャレンジ！推進協議会
　　　　がんロコモワーキンググループ

発行者　渡 辺 嘉 之

発行所　株式会社 総合医学社
　　　　〒101-0061　東京都千代田区神田三崎町 1-1-4
　　　　電話 03-3219-2920　FAX 03-3219-0410
　　　　URL：https://www.sogo-igaku.co.jp

Printed in Japan　　　　　　　　　　　　シナノ印刷株式会社
ISBN978-4-88378-673-2